L'INFECTION HÉPATIQUE

PAR L'ENTÉROCOQUE DE THIERCELIN

(Contribution à l'étude des Hépatites nostras)

PAR

Le Dr Paul CHEVREY

Ancien interne provisoire des hôpitaux (1897-98-99)

PARIS

G. STEINHEIL, ÉDITEUR

2, RUE CASIMIR-DELAVIGNE, 2

1900

L'INFECTION HÉPATIQUE

PAR L'ENTÉROCOQUE DE THIERCELIN

(Contribution à l'étude des Hépatites nostras)

IMPRIMERIE A.-G. LEMALE, HAVRE

L'INFECTION HÉPATIQUE

PAR L'ENTÉROCOQUE DE THIERCELIN

(Contribution à l'étude des Hépatites nostras)

PAR

Le Dr Paul CHEVREY

Ancien interne provisoire des hôpitaux (1897-98-99)

PARIS

G. STEINHEIL, ÉDITEUR

2, RUE CASIMIR-DELAVIGNE, 2

1900

A LA MÉMOIRE DE MON PÈRE

A MA MÈRE

AUX MIENS

A MES AMIS

Arrivé au terme de nos études, nous sommes heureux d'adresser notre tribut de reconnaissance à nos maîtres dans les hôpitaux.

M. le professeur Simon Duplay et M. le Dr Duguet guidèrent nos premiers pas dans la médecine et la chirurgie.

Nous fûmes successivement l'externe de M. le Dr Polaillon, qui nous initia aux règles de la chirurgie, de M. le Dr Dreyfus-Brisac, de M. le professeur Terrier, que nous prions d'accepter ici l'hommage de notre profonde reconnaissance pour tout ce qu'il a fait pour nous à ce moment et dans la suite. Dans le même service, M. le professeur Hartmann fut pour nous un maître dont nous n'oublierons jamais les leçons.

Notre troisième année d'externat s'est passée chez M. le Dr Roques, qui nous montra les règles de la clinique journalière.

Notre première année d'interne provisoire eut comme maître M. le Dr Barbier, dont l'enseignement dans le service de consultation de Bichat nous fut si profitable, et M. le Dr Gaillard-Lacombe qui voulut bien nous admettre quelques mois, trop courts, dans son service.

Nous fûmes ensuite l'élève de MM. les Drs Lebreton et Potherat à Chardon-Lagache; puis la majeure partie de notre seconde année se passa dans le service de notre regretté maître, M. le

Dr Ferrand, à la mémoire duquel nous adressons un souvenir ému, il fut pour nous plus qu'un maître et nous honora d'une affection toute spéciale.

Cette année se termina dans le service de M. le professeur Duplay, qui accueillit l'interne comme il avait reçu le stagiaire au début de ses études.

Nous restâmes également un temps trop court dans le service du regretté Dr Gingeot et du professeur Cornil, remplacé par MM. Gallois et Klippel auxquels nous adressons l'hommage de notre reconnaissance.

Notre troisième année d'internat provisoire se passa à l'hôpital Saint-Antoine, d'abord à la consultation avec M. le Dr Sergent dont l'accueil amical restera gravé dans notre souvenir ainsi que la confiance dont il daigne encore aujourd'hui nous honorer.

Enfin, nos études se terminèrent dans le service de M. le professeur Hayem, dont nous retiendrons toujours le haut enseignement et qui nous fait l'honneur d'accepter la présidence de cette thèse. Nous le prions de recevoir ici l'expression de toute notre gratitude.

Nous eûmes également dans cette dernière année comme chef de clinique, M. le Dr Thiercelin. Il nous inspira cette thèse et nous tenons à le remercier de tout l'intérêt qu'il nous a toujours porté.

L'INFECTION HÉPATIQUE

PAR L'ENTÉROCOQUE DE THIERCELIN

(Contribution à l'étude des Hépatites nostras)

INTRODUCTION

Dans la dernière année de nos études médicales, nous eûmes l'occasion d'observer 3 cas d'infection du foie, de véritables hépatites, évoluant sur des sujets indemnes de toute tare dysentérique et dont la cause était nettement due à un microbe encore peu connu, hôte habituel de l'intestin.

Ce microbe, décrit par M. Thiercelin, chef de clinique à la Faculté, sous le nom d'entérocoque, avait été trouvé par lui dans l'intestin et les déjections des malades atteints de diarrhée infantile.

Depuis il fut retrouvé par divers auteurs dans d'autres localisations.

On le signala dans un certain nombre d'infections intestinales aiguës ou chroniques.

On le trouva même dans le foie.

Dans un cas de cette variété d'ictère infectieux que notre maître, M. le professeur Hayem, a décrit sous le nom d'ictère chronique spléno-mégalique (1), M. Thiercelin rencontra, il y a deux ans, en colorant le sang retiré par ponction de la rate, un diplocoque lancéolé qui tuait la souris en quarante-huit heures.

La thèse de J. Lévy (6 avril 1898) donne d'intéressants renseignements à cet égard.

De même, en 1899, en ponctionnant le foie d'un malade atteint de cirrhose hypertrophique avec ictère, on retrouva au moment des poussées aiguës le même microbe.

La relation entre le microbisme intestinal et le foie, connue depuis longtemps, permettait de supposer que l'entérocoque, hôte habituel du tube digestif, se retrouverait dans ces infections propagées par les différentes voies, soit canaliculaires, soit vasculaires, qui unissent le foie au tube digestif.

En un court espace de temps nous pûmes observer dans le service de notre maître M. le professeur Hayem, 4 cas bien nets d'infection hépatique, 3 cas d'abcès du foie multiples et un cas de kyste hydatique infecté et rompu dans les voies respiratoires, où l'agent pathogène était l'entérocoque.

Ces malades étaient indemnes de toute tare dysentérique et il s'agissait d'une infection due à l'exaltation de virulence d'un microbe intestinal.

A ce propos, nous avons recherché dans la littérature médicale de ces dix dernières années, ce qui avait été dit sur la bactériologie de ces infections hépatiques, et où en était cette question de la bactériologie des abcès du foie. Nous nous

____

(1) G. HAYEM. Sur une variété particulière d'ictère chronique. *Presse médicale,* 9 mars 1898, et in thèse de J. LÉVY, 6 avril 1898.

sommes volontairement cantonné dans une variété de ces abcès décrits déjà sous le nom d'hépatites nostras ; suppurations du foie, séparées des abcès du foie dysentérique et dont l'étude, encore peu avancée, est des plus intéressantes. Nous avons depuis quelques années, et nous aurons sans doute davantage plus tard l'occasion d'observer de ces suppurations hépatiques dues à des microbes variés et en tous cas survenant chez des sujets n'ayant pas habité les pays chauds, et ayant ou n'ayant pas eu de manifestations dysentériques dans nos climats.

La dysenterie de nos pays tempérés est loin d'être une rareté, et ses caractères, encore mal connus, surtout au point de vue bactériologique, la différencient de la dysenterie des pays chauds.

Les faits de dysenterie nostras produisant des abcès du foie, ont été signalés en France, par Andral, Louis, Renard (*Arch. méd. militaire*, 1843, t. LV), Gallard, Béhier (*Gaz. hôpitaux*, 1869), Rendu, Cestan (épidémie de Pontaven dans le Finistère), Sergent (thèse Paris, 1862), Descroizilles, Langlet, Hirtz.

On trouvera dans les thèses de Bergès (1), Dubain (2), Bernard (3), Maurel (4), les mémoires de Arnaud (5), une série de documents sur la question. Enfin Gangolphe, dans le *Lyon médical* du 12 juillet 1896, a publié un cas d'abcès du foie consécutif à la dysenterie nostras. Ces abcès dysentériques

(1) BERGÈS. *Étude sur les abcès du foie consécutifs à la dysenterie des régions tempérées*. Thèse Paris, 1876, n° 110.
(2) DUBAIN. *Essai sur l'hépatite suppurée de nos climats*. Thèse, Paris, 1876.
(3) BERNARD. Thèse Montpellier, 1879, n° 35.
(4) MAUREL. *Étude sur les abcès du foie*. Thèse Paris, 1880.
(5) ARNAUD. *Marseille médical*, 1887, p. 146, 193, 271, 343, 1er octobre 1895.

ont du reste été décrits dans les autres parties de l'Europe. Pringle les observait dans les armées des Flandres.

Enfin, Babès et Zigura (*Archives de médecine expérimentale* de 1894, p. 862) ont observé en Roumanie 15 cas d'entéro-hépatite très grave qu'ils considèrent comme spéciaux à ce pays. Boinet, dans la *Revue de médecine* de 1897, a publié 3 cas que nous citerons plus loin.

Donc, il existe des abcès du foie nostras, de véritables « foies intestinaux », dus à l'action des microbes saprophytes de l'intestin dont la virulence se trouve réveillée pour une cause ou une autre. A ce titre, l'entérocoque mérite sa place dans cette catégorie de faits, puisque lui-même peut donner des cas de dysenterie nostras aiguë.

En effet, une communication toute récente de M. Galliard et René Monod sur un cas de choléra nostras où l'entérocoque pouvait seul être incriminé, donne un intérêt plus grand encore à l'étude de ce microbe, puisque nous le voyons se comporter comme un agent dysentérique infectieux, susceptible à la fois de donner des accidents intestinaux simulant la dysenterie, et en plus de se localiser sur le foie en y produisant de véritables hépatites.

Nous avons voulu présenter ces faits qui nous ont paru intéressants en ce qu'ils jettent un jour nouveau sur cette question de bactériologie hépatique et intestinale encore à l'étude.

Nous avons prononcé plusieurs fois déjà le mot d' « entérocoque ».

Cette espèce microbienne, récemment décrite, mérite plus qu'une simple mention.

Dans un premier chapitre, nous étudierons donc « l'entérocoque », ses caractères, ses localisations.

Nous présenterons ensuite les observations personnelles que nous avons recueillies sur les suppurations hépatiques à entérocoque, en y joignant une observation due à l'obligeance de notre ami Lereboullet, interne des hôpitaux, observation de cirrhose hypertrophique avec abcès biliaires qui jette un jour nouveau sur la question de la pathogénie des cirrhoses en même temps qu'elle montre le pouvoir pathogène de l'entérocoque pour le foie (1). Elle vient à l'appui des faits où il fut retrouvé par ponctions du foie, au cours des ictères infectieux. Elle montre enfin son pouvoir pyogène.

Nous étudierons ensuite ce que les auteurs ont décrit dans cés dernières années sur la question.

Nous rappellerons la symptomatologie de ces collections purulentes hépatiques, leur marche, faisant précéder ce chapitre d'un article où la pathogénie de ces infections sera étudiée autant que le permet la question.

Nous terminerons par quelques mots concernant le diagnostic et le traitement rapidement exposés.

Nous tenons cependant, avant de commencer cette étude, à adresser à M. le Dr Thiercelin tous nos remerciements pour les renseignements qu'il a bien voulu nous communiquer sur ce sujet qui est sien, en même temps que pour l'accueil si amical qu'il nous a toujours réservé; qu'il soit assuré de notre gratitude pour tout ce qu'il a fait pour nous.

(1) Cette observation avait paru en résumé dans une communication faite par P. LEREBOULLET à la *Société de biologie*, séance du 10 juin 1899.

CHAPITRE PREMIER

L'entérocoque.

SES CARACTÈRES. SES LOCALISATIONS

La première description de l'entérocoque remonte au
15 avril 1899, où M. Thiercelin, dans une communication
qu'il fit à la *Société de biologie,* étudia les caractères de ce
microbe. Il montra qu'il se rencontrait surtout dans certaines
affections aiguës du tube digestif et se présentait alors sous
forme de diplocoque à grains arrondis et lancéolés, quelquefois
à éléments volumineux et aussi par chaînettes de deux diplocoques; il étudia aussi ses cultures et les résultats de son inoculation aux animaux (caractères que nous exposerons dans
la suite) et il conclut en disant qu'il s'agissait là d'une espèce
microbienne, se présentant sous la forme diplococcique,
qu'il rapprocha d'un microbe qu'il avait décrit avec M. Rosenthal dans deux cas de méningite cérébro-spinale, communi-
qués à la *Soc. méd. des hôpitaux* (17 février 1899). Il pro-
posa pour lui le nom d' « entérocoque ».

Rencontré par Thiercelin dans les mucosités de l'entéro-
colite aiguë de l'enfant, de l'entérite muco-membraneuse de
l'adulte, dans le pus des appendicites et même dans les
appendicites non suppurées, il est pour cet auteur « un des

microbes normaux de l'intestin chez l'homme, susceptible de devenir pathogène et de jouer un rôle des plus importants dans la plupart des affections du tube digestif et de ses annexes ».

Dans la séance du 24 juin de la même année, M. Thiercelin revint sur l'étude de ce microbe.

Après avoir rappelé les cas où ce microbe fut trouvé par lui, il étudia la morphologie et les modes de reproduction de l'entérocoque.

Ces caractères furent repris et exposés à nouveau dans une communication à la *Société de pédiatrie* (novembre 1899).

C'est cette communication où nous puisons les renseignements qui vont suivre.

« Après la découverte du bacterium coli par Escherich, ce microbe a accaparé à son profit toute l'attention des bactériologistes, mais depuis quelques années une réaction s'est produite, réaction à laquelle du reste Escherich lui-même a contribué pour une large part, et aujourd'hui on admet qu'à côté du bacterium coli commune de nombreuses espèces microbiennes peuvent entrer en jeu dans la production de ces affections.

Cette étude des diverses espèces incriminées fut remarquablement traitée par M. Lesage dans une monographie très documentée (1) et par M. Marfan dans la *Revue des maladies de l'enfance* (août, sept., oct. et nov. 1899).

La maladie dans laquelle l'influence nocive du germe paraît être la plus nette est cette forme de l'entérite infectieuse de l'enfant que M. le professeur Hutinel a décrite sous le nom

---

(1) A. LESAGE. *De la gastro-entérite aiguë des nourrissons (infections et auto-intoxications digestives). Pathogénie et étiologie.* L'Œuvre médico-chirurgical.

d'entéro-colite avec accidents graves ou choléra sec (1), caractérisée cliniquement par des phénomènes généraux d'une grande intensité et donnant rapidement les allures d'une infection intestinale cholériforme, bien que la diarrhée fasse défaut.

Il y a en effet, le plus souvent, au début, de la constipation suivie de l'élimination de matières grumeleuses, muqueuses et quelquefois sanguinolentes, horriblement fétides, puis, quand le contenu intestinal a été évacué, les selles deviennent muqueuses et membraneuses.

« Dans 32 cas d'affection de ce genre, que nous pûmes observer grâce à notre maître, M. le professeur Hutinel, l'entérocoque se retrouva en abondance et ce germe isolé et étudié présenta les caractères suivants (Thiercelin).

Dans l'organisme. — Si l'on colore au Gram une lamelle sur laquelle on a étalé des matières fécales d'un enfant atteint d'entéro-colite, on remarque au milieu des espèces qui sont restées colorées une quantité considérable de diplocoques à grains arrondis et lancéolés, de volume variable, les uns très petits, les autres volumineux, dont quelques-uns sont entourés d'une auréole très nette.

On voit aussi de nombreux cocci isolés, des tétraèdres et aussi quelques formes diplo-streptococciques composées de 3 à 4 couples de grains. Si on fait une lamelle avec le mucus et surtout les glaires rendus le deuxième ou troisième jour de la maladie, on voit que les diplocoques sont en telle abondance qu'on croirait, en certains cas, avoir sous les yeux une préparation de crachat de pneumonique. Ce qui domine par consé-

---

(1) Hutinel. Entéro-colites aiguës avec accidents graves (choléra sec). *Semaine médicale*, 1899, p. 25.

quent dans les selles d'entérite, c'est la forme diplococcique.

Dans l'appendicite on retrouve la même variété de forme : diplocoques, strepto-diplocoques de volume variable auréolés ou non, et dans deux cas d'appendicite gangréneuse, ce microbe fut rencontré sur lamelle sous forme de très fin diplocoque auréolé, et dans les cultures anaérobies il fut retrouvé avec de gros bâtonnets et tous les intermédiaires.

Ensemencement et cultures. — Si l'on ensemence le mucus sur boîtes de Pétri ou des tubes d'agar incliné, on peut facilement obtenir des cultures de ce microbe ; il se développe alors sous forme de petits points blancs opaques disséminés entre les grosses colonies de bacterium coli, et parfois même ces cultures sont presque pures ; car dans un cas on ne trouva qu'une culture de bacterium coli et une autre fois, huit dans des tubes couverts de cultures d'entérocoque.

Il est facile de prélever une de ces colonies et de cultiver ce microbe sur les différents milieux de laboratoire, car il pousse sur tous ces milieux.

Culture dans le bouillon. — Au bout de vingt-quatre heures, le bouillon est uniformément trouble, puis au bout de quarante-huit heures il s'éclaircit, tandis qu'au fond du tube on voit un dépôt blanc grisâtre qui s'élève sous forme de vrille, si on agite le tube, sans toutefois se désagréger dans le liquide.

Sur agar. — La culture présente des aspects très variables. Si on ensemence le liquide de condensation et si on arrose la surface de l'agar avec ce liquide on voit, après vingt-quatre heures, une multitude de petits points légèrement saillants, blanchâtres ayant l'aspect des colonies de streptocoques.

Si l'ensemencement a été pauvre, on voit pousser quelques

colonies très distantes les unes des autres, plus larges et plus opaques au contraire si on arrose la surface de l'agar au moyen d'une pipette remplie d'une culture de vingt-quatre ou quarante-huit heures dans le bouillon : le microbe pousse sur l'agar en recouvrant celle-ci d'une sorte de vernis transparent, sans qu'il y ait de colonies distinctes ; ou bien, dans les cas où les colonies sont distinctes, elles sont rapprochées et transparentes, analogues à la goutte de rosée du pneumocoque.

Le degré de sécheresse de l'agar joue aussi un rôle important dans l'aspect que prennent les colonies : dans le même tube par exemple on peut voir que celles qui se développent près du liquide de condensation sont plus transparentes et plus larges que celles qui sont en haut du tube.

SUR GÉLATINE. — En stries et en piqûre on obtient des cultures à la température du laboratoire (15°) et ces cultures présentent l'aspect des cultures sur agar ; la gélatine n'est pas liquéfiée.

SÉRUM HUMAIN LIQUIDE. — Dans le liquide d'ascite le microbe pousse bien, donnant des flocons dès le deuxième jour. Il pousse bien surtout si on ajoute au sérum une égale quantité de bouillon.

LAIT. — Le lait est coagulé au bout de vingt-quatre heures ; il devient fortement acide.

POMME DE TERRE. — La culture est peu apparente, à peine voit-on un léger vernis à la surface de la pomme de terre, mais par raclage on voit que ce germe pousse bien sur ce milieu. Les milieux sucrés et glycérinés semblent être aussi très favorables à ce microbe ; il ne fait pas fermenter la lactose.

Il pousse également bien dans les milieux acides. On a pu

CH.

2

en effet le cultiver dans du bouillon franchement acidulé avec l'HCl. Cependant un long séjour dans ce milieu diminue sa vitalité.

Il est aérobie et anaérobie facultatif.

Il conserve sa vitalité pendant un temps très long. Nous avons pu en effet obtenir des cultures en repiquant un tube d'agar de plus de deux mois de date (65 jours) et une culture dans le bouillon en anaérobie a pu être réensemencée après quatre mois et demi. La température qui lui est la plus favorable est de 35° à 38°, mais il résiste à des températures plus élevées ; une culture dans le bouillon ayant séjourné vingt-quatre heures à 5o° a pu être réensemencée.

Nous avons pu de même réensemencer avec succès une culture ayant séjourné vingt-quatre heures dans la glace.

MORPHOLOGIE. — Dans les cultures on peut constater que ce microbe présente un polymorphisme des plus remarquables, fait que nous avons déjà indiqué pour l'organisme. Les formes les plus fréquemment observées dans les milieux de culture sont la forme diplococcique et la forme strepto-diplococcique ; mais on peut rencontrer beaucoup d'autres formes, appartenant pourtant à la même espèce, puisque ces diverses formes peuvent se rencontrer dans des tubes de culture issus les uns des autres, et même se rencontrer dans le même tube bien que la culture soit absolument pure. Si l'on examine plusieurs lamelles préparées avec des cultures de date différente, ou faites dans des milieux différents, ou même préparés avec les points différents d'une même culture, on est frappé de la diversité des formes qu'on observe : tantôt on rencontre des cocci isolés de tailles variables, les uns extrêmement petits, punctiformes, les autres plus gros, de forme variable, les uns arrondis, les autres allongés en grains de blé. Tantôt on voit surtout des diplocoques dont les grains ont un volume et une forme variables, arrondis ou allongés ou lancéolés, aréolés ou non, sur le prolongement l'un de l'autre, en formant un angle plus ou moins obtus.

On peut rencontrer toutes ces formes sur la même préparation. On peut voir aussi des tétraèdres et de longues chaînettes strepto-diplococciques. Dans certains cas les éléments s'allongent et l'on a des diplobacilles ou des bâtonnets plus ou moins allongés ou plus ou moins trapus. Quelques-uns de ces bâtonnets présentent à leur partie moyenne un étranglement ; dans certains cas un des grains du diplocoque s'est allongé en bâtonnet, l'autre ayant gardé sa forme de coccus. Nous avons rencontré aussi de très gros éléments arrondis, ovalaires ou en massue.

Très souvent les grains sont très petits au contraire et donnent à la préparation l'aspect d'une culture de staphylocoques.

D'autres fois ils se multiplient à l'extrémité des chaînettes ou bien au milieu de la chaînette, donnant l'aspect de croix. On peut voir aussi dans la même chaînette quelques-uns s'allonger transversalement.

MODE DE REPRODUCTION. — Dans les milieux de culture, ce microbe se reproduit de façons très diverses, tantôt par scissiparité, tantôt on voit le coccus devenir très volumineux et donner naissance à un grand nombre de petits diplocoques, vivement colorés au Gram; contenus dans une sorte de gangue amorphe vaguement colorée par l'éosine. Dans ces deux conditions les éléments ne sont pas entourés d'une aréole. Il n'en est pas de même dans le 3ᵉ mode de reproduction que nous allons étudier maintenant et qui présente une grande analogie avec le développement par sporulation. Ce mode de développement se rencontre surtout dans l'organisme, mais aussi dans les milieux de culture. Les deux éléments du diplocoque adulte se séparent et chacun d'eux devient l'origine d'un nouveau diplocoque de la façon suivante :

Au sein du protoplasma apparaît une petite granulation, le protoplasma cesse d'être colorable et forme l'auréole qui entourera l'élément nouveau. Cette petite granulation grandit, puis se divise en deux pour former un nouveau-diplocoque.

Dans certains cas il apparaît une granulation à chaque extrémité de l'élément primitif ; d'autres fois, quand l'élément primitif est allongé en bâtonnet, il se forme plusieurs granulations; on a alors l'aspect d'un streptocoque-auréolé.

Dans certaines conditions de virulence et de culture, il peut du reste se former de véritables spores dans l'intérieur de l'entérocoque, résistant à la chaleur et pouvant être colorées par les procédés appropriés.

Ce mode de reproduction de l'entérocoque nous explique donc la présence de l'auréole qui entoure certains éléments. Par analogie il nous permet de penser que la capsule qui entoure le pneumocoque de Talamon a une même origine. En pathologie il nous rend compte des poussées successives et surtout des récidives à longs intervalles que l'on constate dans certaines infections. Dans plusieurs cas d'appendicites opérées à froid, comme nous l'avons déjà dit, nous avons pu constater sur des préparations, faites avec le pus ou avec le contenu de l'appendicite, la présence de petites granulations auréolées absolument semblables à celles que nous avons signalées dans les cultures d'entérocoque, alors que le milieu qui les contenait eût été considéré comme stérile si on s'était contenté de les cultiver ; car il poussait mal sur les milieux habituels de nos laboratoires. Il est probable que ces petites granulations sont susceptibles de reprendre leur virulence sous une influence quelconque et de provoquer une poussée nouvelle.

VIRULENCE. — Les résultats que nous avons obtenus au point de vue de la virulence avec les différents échantillons d'entérocoque que nous avons isolés dans les cas d'entérocolite aiguë ont été très variables. Dans les cas rares les cultures de vingt-quatre heures dans le bouillon tuaient les souris à la dose de un demi-centimètre cube en vingt-quatre ou quarante-huit heures, d'autres fois en cinq ou six jours. Dans ces cas on trouvait dans le sang et dans les organes des coques ou des diplocoques auréolés ou non et des matières diarrhéiques dans l'intestin grêle.

Ces résultats étaient obtenus par inoculation sous-cutanée ou par ingestion. Au bout de quelques jours les cultures avaient perdu leur virulence dans la plupart des cas et ne tuaient plus la souris, même à la dose de 1 centim. cube.

Dans un cas nous pûmes, en injectant 5 centim. cubes de culture sous la peau d'un lapin pendant 3 jours consécutifs, obtenir la mort de l'animal qui présenta de la paraplégie pendant les dernières vingt-quatre heures.

A l'autopsie on trouva des matières très durcies dans tout le gros intestin, le cæcum était rempli de matières pâteuses argileuses adhérentes aux parois dont il était très difficile de les détacher ; au fond du cæcum ces matières étaient durcies et au niveau du goulot de l'appendice une boulette fécale durcie oblitérait l'orifice de celui-ci.

L'appendice était dilaté, rempli de mucus dans lequel on constatait en grand nombre des diplocoques.

Dans le reste du gros intestin, les matières fécales étaient extrêmement dures, à surface ondulée, entourées de mucus dans lequel on constatait la présence de nombreux diplocoques, l'intestin grêle était rempli de matières diarrhéiques, le foie était volumineux et présentait l'aspect des foies infectés, la rate petite, les poumons n'étaient pas altérés, mais les reins étaient très congestionnés et la vessie remplie d'une urine contenant des diplocoques et des chaînettes de streptocoques en très grand nombre, au milieu d'un dépôt très abondant de carbonate de chaux; le sang couleur sépia était rempli de diplocoques aréolés.

Chez un autre lapin une injection intra-pulmonaire d'un centim. cube de culture détermina un abcès du poumon; enfin chez plusieurs nous avons obtenu au point d'inoculation sous la peau un abcès à diplocoques.

La plupart des lapins inoculés même à haute dose (5 centim. cubes) ne mouraient pas avant plusieurs semaines. Mais à partir du jour ou était faite l'inoculation, ils maigrissaient et finissaient par mourir de cachexie.

A l'autopsie on trouvait des lésions très intenses du foie et des reins; dans le sang on retrouvait le diplocoque; mais il était très difficile d'obtenir une culture.

De même chez le cobaye, que la culture ait été ingérée ou inoculée; l'animal maigrit, meurt au bout de plusieurs semaines, mais là encore il est difficile d'obtenir une culture de diplocoque avec le sang du cœur. »

En résumé, le microbe rencontré dans l'entéro-colite des enfants se présente :

1° Dans l'organisme sous forme d'un diplocoque à grains arrondis ou lancéolés, quelquefois entourés d'une auréole; ou sous forme de coques isolés, de tétraèdres ou de chaînettes de diplocoques.

2° Il peut être cultivé et poussé *même à la température ordinaire*. — Il se présente alors sous forme de coques isolés, de diplocoques ou de chaînettes de diplocoqués; il est d'une longévité remarquable, il est pathogène pour le lapin et pour la souris chez lesquels il produit une septicémie à diplocoques auréolés.

Ces caractères le rapprochent du méningocoque décrit par M. Thiercelin et Rosenthal dans deux cas de méningite cérébro-spinale épidémique, dans le service de M. le professeur Hayem (1); il présente les mêmes caractères et de plus dans le second cas l'injection de cultures produisit chez la souris et chez le lapin les lésions propres à l'entérocoque.

M. Thiercelin conclut ainsi :

« Comme lui (le méningocoque ci-dessus décrit) c'est un diplo-streptocoque semblant occuper une place intermédiaire entre le pneumocoque et le streptocoque et en attendant que leur place à tous deux soit nettement déterminée dans la nomenclature bactériologique et que leurs rapports avec le pneumocoque et le streptocoque soient nettement définis, nous avons proposé de donner à ce microbe le nom « d'entérocoque », pour rappeler son origine intestinale et par analogie avec celui de méningocoque donné à l'agent de la méningite. »

(1) Voir : Communications à la *Soc. méd. des hôp.*, 17 février 1899, et *Médecine moderne*, 12 juillet 1899. Voir également thèse de Rosenthal, juin 1900.

CHAPITRE II

Localisations de l'entérocoque.

En dehors de l'entéro-colite aiguë des enfants où les symptômes observés se rapprochent de ceux que l'on note dans les états morbides dus au streptocoque et au pneumocoque (présence d'un réseau fibrineux dans la cellule à rigole de M. Hayem, ce qui n'existe pas pour le bacterium coli).

En dehors donc, de ces cas, Thiercelin eut l'occasion de rencontrer l'entérocoque dans d'autres affections.

C'est ainsi qu'il fut retrouvé dans cinq cas d'entérite muco-membraneuse de l'adulte, où il existait en quantité considérable dans les matières glaireuses et les fausses membranes. Dans cinq cas d'entérite aiguë, d'origine grippale, on retrouva le même microbe en quantité considérable.

MM. Béclère et Lesage ont pu observer deux cas d'entérite chez l'adulte (1) due à ce microbe.

Les rapports qui unissent l'entérite muco-membraneuse à l'appendicite étant aujourd'hui admis par tous, il n'y a rien d'étonnant que l'entérocoque qui produit cette entérite se retrouve dans les cas d'appendicite.

Thiercelin cite un cas recueilli dans le service de M. le

(1) Béclère et Lesage. Note sur deux cas de diarrhée cholériforme à entérocoque. *Soc. méd. hôp.*, 21 juillet 1899.

Dr Blum à l'hôpital Saint-Antoine et où on retrouva dans le mucus entourant les boulettes fécales contenues dans l'appendice enlevé à froid, des quantités considérables de diplocoques ; les uns à grains arrondis, les autres lancéolés et quelques-uns auréolés, absolument analogues à ceux décrits dans le mucus des entérites muco-membraneuses.

« Des cultures faites avec ce mucus donnèrent une quantité considérable de colonies de diplocoques.

Sur un tube d'agar incliné, il existait plus de 5o colonies de diplocoques contre 4 de bacterium coli. »

Dans 2 1 cas d'appendicite examinés par Thiercelin, le même nombre fut retrouvé.

Dans 2 cas d'appendicite gangréneuse opérés par M. Segond, le même microbe se retrouvait avec le bacille de Veillon.

Ce même diplocoque fut encore rencontré dans les flocons muqueux rejetés par vomissements chez les malades atteints d'embarras gastrique fébrile : maladie également phlegmasique.

Il fut rencontré notamment chez deux malades prises d'embarras gastrique avec ictère catarrhal.

Enfin, nous avons déjà cité pour le foie les cas d'ictère infectieux que notre maître, M. le professeur Hayem, a décrit sous le nom d'ictère chronique splénomégalique, et où on trouve le diplocoque dans le sang retiré de la rate pendant la vie. Cette localisation ne doit pas nous étonner, étant donnés les rapports intimes et les voies nombreuses canaliculaires et vasculaires qui unissent la glande hépatique et l'intestin.

Tout récemment, à la séance de la *Soc. méd. des hôpitaux*

du 25 mai 1900, MM. Gilbert et Fournier, à propos de leur communication sur la cirrhose biliaire hypersplénomégalique, disaient :

« Au point de vue pathogénique la cirrhose biliaire hyper-splénomégalique paraît être comme les autres cirrhoses le résultat d'une infection ascendante des voies biliaires par les germes venus de l'intestin », et ils rapportaient le cas de M. Gilbert qui trouva, du vivant du malade, un bacille mal déterminé, et celui de MM. Gilbert-Castaigne et Lereboullet, qui ont isolé le coli-bacille du foie il y a un an. Ces faits sont confirmés encore par nos observations personnelles et surtout par l'obs. IV, due à notre ami Lereboullet, où il s'agissait d'un cas d'angiocholite suppurée. Dans ce cas, le diplocoque observé était nettement lancéolé et aréolé, très voisin du pneumocoque ; il était extrêmement virulent pour la souris et conserva sa vitalité et sa virulence pendant plusieurs semaines.

L'entérocoque peut aussi jouer un rôle important comme agent d'infection secondaire dans le cours de certaines affections générales comme la fièvre typhoïde (Thiercelin).

Il peut également, en franchissant la barrière intestinale, donner lieu à des septicémies, comme on l'a remarqué en le trouvant dans le sang de deux sujets morts d'urémie à forme gastro-intestinale ; chez deux rhumatisants morts d'une infection mal caractérisée pendant la vie (Thiercelin).

Et, enfin, dans un cas que nous observâmes nous-même avec M. Thiercelin, dans le service de M. le professeur Hayem (cas qui sera publié ultérieurement), chez un homme ayant présenté des phénomènes gastro-intestinaux très élevés, avec fièvre intense, on rencontra ce diplocoque dans le sang et les urines.

D'où vient ce microbe qui joue un rôle si important dans les affections digestives ? Est-ce un microbe venu accidentellement, ou est-ce un germe banal de l'intestin, susceptible de devenir pathogène en exaltant sa virulence ?

Thiercelin admet volontiers « que dans certains cas l'ensemencement du tube digestif a pu se faire par des germes venus du pharynx ou des voies respiratoires ».

Il a, en effet, pu observer la présence du même germe dans certaines complications pharyngiennes et broncho-pulmonaires de la grippe, et Rosenthal, dans une thèse toute récente, a bien décrit le rôle pathogène de l'entérocoque dans les affections pulmonaires. Mais, d'autre part, l'examen des selles normales permet de retrouver ce même microbe qui y vit à l'état de saprophyte.

« Il s'y présente sous forme de cocci isolés, de diplocoques ou de diplo-streptocoques de volume et de forme très variables. Mais dans les selles normales il existe en petite quantité par rapport aux formes bactériennes longues que l'on y rencontre et, de plus, il n'est pas virulent, il est plus abondant à mesure que l'on remonte dans le tube digestif et qu'on se rapproche de l'estomac. »

Les influences qui peuvent modifier la virulence de ce microbe sont multiples. Elles peuvent tenir au milieu gastro-intestinal lui-même. Altération du chimisme stomacal ou du contenu intestinal, mauvais fonctionnement du pancréas ou du foie, constipation opiniâtre, suralimentation.

D'autres fois il faut incriminer la *constitution médicale ;* c'est en effet souvent sous forme d'épidémie qu'éclatent ces affections et récemment, à propos de la communication de M. Galliard et René Monod, faite à la *Soc. méd. des hôpitaux*

(6 avril 1900), M. Hayem montra que l'épidémie de grippe qui sévissait à ce moment était caractérisée par des cas graves dont les accidents intestinaux simulaient ceux de la fièvre typhoïde et que ces accidents étaient dus à l'entérocoque de Thiercelin (1), et cela expliquerait que depuis quelques années en même temps que la grippe est plus meurtrière on constate plus fréquemment l'appendicite, les entéro-colites aiguës graves de l'enfance et la méningite cérébro-spinale.

Escherich a décrit sous le nom de streptococcus enteritis, un microbe qu'il a rencontré dans l'entérite folliculaire, le faisant provenir du lait des vaches malades. Mais tandis que pour Escherich ce serait une variété de streptocoque, pour Thiercelin il s'agit là d'un microbe saprophyte de l'intestin, « susceptible d'exalter sa virulence, de se propager aux annexes du tube digestif et même, en franchissant la barrière intestinale, de donner lieu à une véritable septicémie ».

Ce microbe peut du reste se rencontrer ailleurs que dans le tube digestif et il a été décrit dans le pharynx, la bouche, le nez, susceptible de là de se propager aux autres organes et de donner angines, pneumonies, broncho-pneumonies, otites, etc., etc. (2).

Thiercelin conclut dans son travail :

« Quelle place faut-il attribuer dans la classifiation microbienne à ce diplocoque? Nous avons placé celui-ci entre le pneumocoque et le diplocoque et nous croyons qu'il sert de trait d'union entre ces deux germes. Si on le range dans le grand groupe des streptocoques, il faut admettre la classifi-

____

(1) *Bull. Soc. méd. des hôpitaux*, 6 avril 1900.

(2) Voir : THIERCELIN et ROSENTHAL. Sur un deuxième cas de méningite cérébro-spinale avec septicémie. *Méd. mod.*, 12 juillet 1899, et ROSENTHAL. Thèse de Paris, juin 1900, p. 110 et suivantes.

cation de Paschale et y ranger aussi le pneumocoque, car il y a autant de points de ressemblance et de différence avec l'un qu'avec l'autre. »

En effet si dans l'organisme ses caractères se rapprochent du pneumocoque, dans les cultures ils se rapprochent de ceux du streptocoque. Il se distingue du streptocoque de Fehleisen par les caractères suivants :

1° Présence de capsule ou d'une auréole dans l'organisme.

2° Chaînettes courtes dans les cultures jeunes et disposition par paires des éléments.

3° Mort des souris par septicémie.

Par rapport au pneumocoque :

4° Culture possible à la température de la chambre et enfin la vitalité considérable de l'entérocoque qui en fait son principal caractère.

Nous avons rapporté à Thiercelin la priorité de la découverte de l'entérocoque ; c'est en effet lui qui a fixé ses caractères, c'est lui qui le premier montra que ce germe saprophyte très répandu dans l'organisme, où on le retrouve non seulement dans l'estomac et l'intestin, mais aussi dans les narines, le pharynx, la bouche, possède des caractères qui permettent de lui donner une place à part entre le streptocoque et le pneumocoque, c'est lui aussi qui avec M. Rosenthal, l'a individualisé, l'a identifié avec le streptocoque meningitis de Bonome et il a insisté sur le rôle très important joué par ce microbe dans les manifestations morbides de la grippe.

Ce germe fut entrevu par Tavel et Eguet il y a quelques années dans un travail sur l'entérite à streptocoque, mais ces auteurs, trompés par la forme des grains, crurent nécessaire de créer deux types : le diplococcus intestinalis major et le diplococcus intestinalis minor. Citons également l'observation de Leroy des Barres et Weinberg, parue dans les *Archives de médecine expérimentale* de l'année 1898, où ces auteurs décrivirent une espèce microbienne se rapprochant de l'entérocoque. Enfin le mémoire de Tavel et Krünbeim dans les *Annales suisses des sciences médicales* (1894-1895), où ces auteurs décrivirent un streptocoque encapsulé ayant à la fois les caractères du pneumo et du streptocoque ; ces auteurs se sont très probablement trouvés là en présence de l'entérocoque.

C'est ce microbe décrit par Thiercelin que nous rencontrâmes dans le pus de suppurations hépatiques. Maintenant que nous avons exposé longuement ses caractères, ce qui nous a paru indispensable pour la clarté de ce qui va suivre, nous allons présenter les observations recueillies par nous de ces localisations de l'entérocoque sur la glande hépatique.

CHAPITRE III

Infection hépatique à entérocoque.

OBSERVATIONS

Observation I. (Personnelle.) — *Vaste abcès du foie dans le lobe gauche, avec abcès plus petits. Opération. Mort. Autopsie.*

Le nommé N..., cocher, âgé de 45 ans, entre le 23 octobre 1899, salle Behier, lit n° 26, à l'hôpital Saint-Antoine, service de M. le professeur Hayem.

Antécédents héréditaires. — Père mort d'une maladie de cœur à 67 ans; mère rhumatisante, morte à 68 ans d'une maladie inconnue. Une sœur bien portante.

Antécédents personnels. — Cet homme est d'une bonne santé habituelle, sauf une bronchite contractée il y a dix ans. — Marié en 1889. Pas d'enfants. Pas d'éthylisme, pas de syphilis.

Histoire de la maladie. — Il y a trois mois, une nuit, il fut brusquement surpris par un grand frisson s'accompagnant de vomissements et de douleur au creux épigastrique. Jamais il n'eut d'autres crises semblables. Depuis plusieurs années seulement, il avait des pituites, des vomissements acides, mais souffrait peu au moment des repas et digérait assez bien. Jamais de diarrhée ni de dysenterie. Il souffre actuellement au niveau du creux épigastrique au point de ne pouvoir dormir. Il a consulté un médecin; mais, ne trouvant pas d'amélioration, entre à l'hôpital.

Examen du malade. — Appareil digestif: la langue est blanche, l'estomac est douloureux à la pression ; la douleur est surtout persistante au niveau du creux épigastrique ; elle n'est pas influencée par le passage des aliments, l'appétit est nul — la constipation habituelle et opiniâtre — l'abdomen est dur, ballonné, et permet difficilement la palpation profonde, le foie semble un peu augmenté de volume, surtout dans le lobe gauche. Les reins sont douloureux, surtout à droite, mais cette douleur s'est calmée depuis l'entrée du malade à l'hôpital. L'urine, claire les premiers jours, s'est troublée le dixième jour de séjour du malade à l'hôpital et a laissé un dépôt blanchâtre au fond du vase. Du côté de l'appareil respiratoire : respiration soufflante au sommet droit surtout. Râles soufflants dans toute l'étendue de la poitrine. Crachats visqueux. Cœur et artères normaux, pouls 110. T. 39°.

5 novembre. Le malade, à peu près dans le même état, soumis à un régime alimentaire sévère, se plaint des reins. La palpation est douloureuse, les urines sont très troubles ; par le repos, on note un dépôt blanchâtre abondant. Examiné microscopiquement, ce dépôt est formé de globules blancs, mais surtout de nombreux microbes et notamment des diplocoques auréolés, analogues aux formes diplococciques de l'entérocoque. T. 39°,8.

Du 5 au 9, la douleur reparaît au niveau du creux épigastrique. On sent par la palpation un foie volumineux (quatre travers de doigt), mais pas dur.

Le 12, la température tombe (37°,7), le malade souffre de la région hépatique, la palpation bimanuelle, une main en arrière, l'autre en avant, est particulièrement douloureuse. On entend au stéthoscope quelques frottements de périhépatite.

Le 17, la température remonte (38°,7). On fait un lavage vésical, les urines étant toujours troubles, mais la température reste quand même autour de 38°.

Le 22, la douleur descend dans la fosse iliaque droite. Ponction du foie négative.

Le 26, selles caractéristiques d'entérite muco-membraneuse.

Le 29, la température remonte à 39° ; inappétence complète, la diarrhée a cessé, plutôt de la constipation.

1ᵉʳ décembre. Le foie est gros et dépasse à l'épigastre de deux travers de doigt sa limite normale ; il n'est plus douloureux. Le malade a l'aspect d'un individu profondément infecté, facies pâle, yeux creux. T. 38°.

Le 18, la température monte (40°). Sueurs nocturnes.

Le 20, le foie devient douloureux et augmente de volume, il déborde le rebord costal de trois travers de doigt.

2 janvier: Ponction du foie ; on retire quelques gouttes de sang.

Le 8, la diarrhée s'établit de nouveau, les selles sont ocreuses et contiennent quelques fausses membranes.

Le 10, le foie semble avoir encore augmenté de volume, la palpation de l'hypochondre gauche est très douloureuse.

Le 14. Palpation toujours très douloureuse; on sent nettement le bord du foie qui descend à un travers de doigt au-dessus de l'ombilic.

Le 15. Mauvais état général, le malade se cachectise. Dans les poumons, râles sibilants et ronflants. Le foie est douloureux et semble grossir encore.

Le 17, le malade dit que pendant la nuit il a souffert atrocement, la douleur très intense, poignante, sourde et profonde, n'est pas apparue subitement, mais progressivement. Elle siégeait surtout dans l'hypochondre gauche, autour de l'ombilic. A l'examen, le matin, on trouve que le ventre est presque partout très sensible ; la palpation est presque impossible à cause de la contracture des grands droits. Cependant, on perçoit une tension de l'hypochondre gauche et du flanc gauche; le foie, délimité par la palpation superficielle et la percussion arrive presque à l'ombilic à droite; il ne déborde que de deux travers de doigt le rebord costal.

On fait une ponction au niveau du lobe gauche avec une seringue de Pravaz. On retire 5 centim. cubes d'un liquide nettement purulent (voir Examen bactériologique).

Passage en chirurgie. — Une intervention est alors décidée, après la constatation de la présence du pus, malgré l'état cachectique du malade, qui laisse peu d'espoir.

Le passage se fait le 17 dans le service de M. Monod. Le malade est opéré le 19 à une heure de l'après-midi. Chloroformisation. Inci-

CH.   3

sion médiane au niveau du creux épigastrique, qui conduit directement sur un foie tuméfié.

Incision du tissu hépatique, il sort un flot de pus. Drainage. Pan-
sement. Le malade épuisé meurt dans la soirée.

Autopsie, faite le 20 janvier, vingt-six heures après la mort. —
On trouve un foie très volumineux et dans le lobe gauche un abcès
énorme que l'incision chirurgicale a ouvert, abcès du volume des deux
poings, un peu anfractueux et irrégulier, rempli d'un pus verdâtre
exhalant une odeur fétide. A la coupe, on trouve dans le foie plusieurs
autres abcès (5 à 6) du volume d'une noisette.

Examen bactériologique. — Deux jours avant la mort, le 17 janvier, on fit une ponction avec une seringue stérilisée, au niveau du
creux épigastrique, point où la voussure et la douleur étaient le plus
manifestes. On retira 5 cent. cubes d'un liquide verdâtre, floconneux,
nettement purulent.

Examen microscopique. — A l'examen direct de ce pus, étalé sur
lamelles, coloré au Gram, on trouva de nombreux microcoques, se
présentant surtout sous forme de diplocoques, quelques-uns auréolés,
de nombreux cocci isolés et aussi des amas arrondis de microcoques.

Cultures. — Sur bouillon, sur agar, et sur gélatine on obtient des
cultures pures d'un microbe ayant tous les caractères de l'entérocoque,

Inoculées à une souris, quelques gouttes de ce liquide purulent la
tuent en moins de vingt-quatre heures. Dans le sang de l'animal, on
retrouve des diplocoques auréolés dont les cultures reproduisent des
formes microbiennes en tout semblables à l'entérocoque.

Une autre souris, inoculée avec 1/2 cent. cube d'une culture
pure de vingt-quatre heures dans le bouillon, meurt en moins de
vingt-quatre heures de septicémie. Quelques gouttes du sang du
malade, prises en même temps dans une des veines du bras, avec
les précautions d'usage, donnent également, en les ensemençant, des
cultures pures d'entérocoque.

Examen du pus post mortem. — La vaste cavité trouvée à l'autopsie dans le foie contenait du pus qui, prélevé avec une pipette flam-
bée, est examiné directement. Cet examen montre qu'à côté de

microbes colorés par le Gram, qui sont de l'entérocoque, il existe
d'autres microbes, et des bâtonnets décolorés par le Gram et les cultures montrent qu'à côté de l'entérocoque il pousse du bacterium coli.
Donc, pendant la vie, il y avait de l'entérocoque pur dans le pus
hépatique et dans le sang du malade.

Vingt-quatre heures après la mort on retrouvait ce même entérocoque et du bacterium coli, venu sans doute secondairement dans le
pus de la collection hépatique.

RÉFLEXIONS. — Il s'agissait donc dans ce cas d'un vaste
abcès du foie accompagné de plusieurs petits abcès, abcès,
survenu sans cause, chez un malade jusque-là bien portant,
n'ayant jamais eu de dysenterie, n'ayant jamais séjourné dans
les pays chauds.

Mais ce malade avait peut-être eu un passé intestinal ignoré
de lui ; en tout cas, il était en puissance d'infection latente
entérococcique comme le prouvent la constatation de la présence de l'entérocoque dans les urines au cours de la maladie,
ainsi et surtout que les accidents d'entérite muco-membraneuse
qui évoluèrent pendant cette période. Cette latence de l'entérocoque fut réveillée chez lui sous une influence ignorée
(peut-être la grippe très fréquente à ce moment) et l'infection
entérococcique retentit sur le foie, adultéré auparavant peut-être
par une tare alcoolique, inavouée et en tout cas peu marquée.

De plus, nous tenons à faire remarquer combien fut difficile en ce cas le diagnostic ; car à cause de l'incertitude des
symptômes il resta indécis, quoique l'attention fût attirée du
côté du foie, jusqu'au jour où la ponction exploratrice révéla
la présence du pus. Mais, à ce moment déjà, l'infection
générale avait amené la cachexie du malade et l'intervention
chirurgicale trop tardive (et elle ne s'imposait guère avant)

ne put le sauver. D'ailleurs l'infection était bien généralisée, comme le montrent et l'état du malade qui était celui d'un individu profondément infecté, et la présence du microbe causal constatée dans le sang.

Au point de vue de la marche et des symptômes, il est aussi à noter que l'on trouva comme seuls signes : 1° *de la douleur* sans caractères bien précis, à siège plutôt anormal ; 2° *de la fièvre* qui, elle aussi, ne permettait pas une affirmation bien nette, car jamais elle ne revêtit les caractères de « la fièvre hépatique » telle que les auteurs l'ont décrite.

La tuméfaction du foie n'apparut que tardivement, et, du reste, tous ces symptômes ne pouvaient guère éveiller l'attention du côté d'une suppuration hépatique, étant donné le manque d'antécédents intestinaux du malade. Ce fait est donc doublement intéressant à la fois à cause de la difficulté du diagnostic et aussi parce qu'il montre que dans nos climats, sans tare dysentérique, un microbe saprophyte de l'intestin peut à un moment donné et en suivant une voie encore mal connue, canaliculaire ou vasculaire, infecter une glande annexe du tube digestif.

OBSERVATION II. (Personnelle.) — *Abcès du foie multiples. Intervention. Mort de cachexie deux mois après l'intervention.*

M..., 46 ans, cocher, entre le 29 août, salle Behier, lit 29, service de M. le professeur Hayem.

Antécédents héréditaires. — Père mort à 68 ans.

Antécédents personnels. — Le malade n'a jamais fait aucune autre maladie que celle qui l'amène à l'hôpital. Pas de syphilis, pas de séjour aux pays chauds.

Histoire de la maladie. — Au mois de mars, le malade fut pris d'une douleur dans l'hypochondre droit, douleur qui a été en s'accentuant.

L'appétit était notablement diminué. A la fin de juin, la douleur est arrivée à être intense.

Dans la journée le malade est obligé de s'arrêter dans son travail et parfois au moment de ces douleurs il eut des vomissements verdâtres bilieux.

A son entrée à l'hôpital, il a le facies pâle, amaigri ; les traits très fatigués, les yeux excavés ; la peau est flasque et décolorée. Le malade a maigri de 15 livres en peu de temps, avant son entrée à l'hôpital ; la langue est blanche, l'estomac semble normal ; il existe un point douloureux sous le rebord costal droit, au niveau de la dixième côte, sur le bord interne du muscle grand droit. Le foie cependant ne déborde pas le rebord costal, et ne remonte pas au-dessus de la sixième côte, sur la ligne mamelonnaire.

Rien à signaler du côté des autres organes. Malgré l'emploi de divers révulsifs, le malade conserve la douleur au point indiqué. T. 38°.

Le 24 septembre, le malade accuse un peu de mieux ; mais, le 25, la douleur reparaît aussi intense qu'au début. Pas d'autres phénomènes, pas de vomissements ; inappétence presque absolue.

15 octobre. Souffrance de plus en plus accusée au niveau du foie ; le malade s'amaigrit de plus en plus ; il éprouve un certain dégoût pour les aliments, surtout pour la viande.

En novembre, la cachexie fait des progrès ; tous les aliments lui inspirent du dégoût. T. 38°,2.

Le 16. La douleur a encore augmenté dans la région hépatique ; tout ce côté est douloureux ; la pression sous le rebord costal droit est douloureuse. On sent un foie un peu dur, mais non sensiblement hypertrophié ; la face convexe bombe fortement du côté du thorax. La matité atteint en haut la quatrième côte ; les espaces intercostaux sont élargis, immobiles dans l'inspiration bien qu'on ne puisse trouver trace de liquide pleurétique.

A l'auscultation on ne trouve que quelques frottements. Le stéthoscope appliqué au-dessous du rebord costal fait entendre nettement des frottements intenses de péri-hépatite.

Le malade ne présente pas de troubles intestinaux, non plus que des troubles de la fonction biliaire.

Le 20. La température oscille toujours autour de 38° depuis le début; le malade reste dans le même état. L'amaigrissement n'a pas fait de progrès notable.

Le 22. Examen du sang frais dans la cellule à rigole. Leucocytose avec réticulum fibrineux. Ces caractères phlegmasiques incitent à faire une ponction du foie pour rechercher si là ne serait pas le siège de la collection purulente.

Le 23. Ponction du foie dans le VII⁺ espace intercostal en avant et à droite avec une seringue de Pravaz stérilisée. On retire quelques gouttes d'un liquide très épais, blanchâtre, filant; on n'en peut retirer que quelques gouttes malgré l'aspiration. Ce liquide examiné (voir Examen bactériologique) est reconnu pour être du pus; une intervention s'impose, le diagnostic d'abcès du foie est fait.

Le 24. Le malade quitte la salle et passe en chirurgie, dans le service de M. Monod, où on le garde pendant quelques jours en observation.

Le 26. La température oscille pendant les jours qui précèdent et qui suivent entre 37°,5 et 38°,3; le foie est toujours douloureux, l'inappétence complète ; les fonctions intestinales ne sont pas troublées ; pas de vomissements ni de diarrhée.

Le 5 décembre, on pratique l'opération et nous reproduisons ici la note que M. Arrou, chirurgien des hôpitaux, qui opéra ce malade, a bien voulu nous communiquer :

« J'ai pratiqué à ce malade l'opération suivante : chloroforme. Incision de 10 centim. le long de la huitième côte, qui est réséquée dans toute son étendue. Peu à peu, avec le doigt, et sans rien reconnaître ni du diaphragme, ni de la plèvre dans cette gangue inflammatoire, le doigt arrive sur le foie, l'effondre et ouvre un premier abcès du volume d'une noix, puis un deuxième, etc., soit en tout cinq abcès, cinq cavités anfractueuses irrégulières, non communi-

cantes, disposées côte à côte dans le lobe droit. Ces cavités conte-
naient un pus extrêmement filant et épais. On s'arrête quand il semble
que partout autour le foie est solide, non possible à effondrer. Tam-
ponnement à la gaze aseptique. Le malade ne retira, du reste, aucun
bénéfice de cette intervention et continua peu à peu sa cachexie à
laquelle il succomba environ deux mois plus tard. L'autopsie ne put
être pratiquée. »

Examen bactériologique. — Une ponction, faite le 23 novembre,
dans le VII⁰ espace intercostal, permet de retirer quelques gouttes
d'un liquide très épais, blanchâtre, filant.

Dans ce pus on trouve, en l'examinant directement sur lamelles,
des microcoques en grand nombre se présentant sous la forme diplococcique à l'état de pureté que leurs caractères et leurs cultures permettent d'identifier à l'entérocoque. Quelques gouttes de ce pus
inoculées à une souris la tuent en moins de quarante-huit heures.

RÉFLEXIONS. — Ici encore l'agent pathogène était bien
nettement l'entérocoque ; mais l'évolution fut encore plus lente,
sans symptômes permettant de poser un diagnostic sûr ; l'attention était cependant attirée du côté du foie et ce furent les
caractères phlegmasiques du sang qui en poussant à faire
une ponction, donnèrent la clef du problème. Ici comme
dans le cas précédent, il est à noter que l'infection fut profonde, et cependant les foyers hépatiques étaient de petit
volume. Ici encore les seuls symptômes furent la douleur et
la fièvre ; il n'y eut aucun accident du côté du tube digestif,
et cependant l'entérocoque existait dans l'intestin, à l'état
latent, et brusquement sa virulence se réveilla. Il faut également noter la longue durée de l'évolution, et cependant le
pus était encore microbien, caractère de longévité bien en
rapport avec ce que nous connaissions de l'entérocoque.

Observation III. (Personnelle.) — *Abcès multiples du foie à entérocoque. Lésions intestinales. Autopsie.*

V..., 43 ans, employé aux abattoirs, entré le 27 avril 1900, salle Behier, lit 23, service de M. Hayem.

Antécédents héréditaires. — Père mort à 53 ans de maladie inconnue ; mère morte à 48 ans (tumeur abdominale) ; un frère assez souvent malade.

Antécédents personnels. — Fluxion de poitrine vers l'âge de 17 ans ; s'en est bien remis. Pneumonie au régiment en 1881-82, resta en Algérie et y contracta les fièvres, mais il n'eut jamais de dysenterie ; il ne se ressentit jamais depuis de ces accidents paludéens.

Marié, père de trois enfants. Ce malade se nourrit bien, pas de privations ; boit peu d'alcool, une absinthe de temps en temps, suite de ses habitudes d'Algérie.

Histoire de la maladie. — Le début remonte à quarante-six jours ; il fut brusque : au milieu de la nuit le malade fut pris de coliques violentes accompagnées de diarrhée fétide jaunâtre, cet état étant accompagné de douleurs diffuses dans tout l'abdomen, douleurs excessivement violentes qui empêchèrent le malade de reposer ; l'abdomen était sensible à la pression. Cet état dura sans rémissions pendant trente jours, le malade prit du sel de Glauber à petites doses. Pendant ces trente jours la même diarrhée fétide jaunâtre continua ; il ne remarqua pas de fausses membranes, de glaires ni de sang dans ses garde-robes ; l'abdomen était toujours sensible ; puis la douleur se localisa, quinze jours avant son entrée à l'hôpital, au niveau du creux épigastrique ; cette douleur était excessivement vive, spontanée, superficielle ; le malade ne pouvait même supporter le poids des couvertures à ce niveau. Cette persistance de la douleur amena le malade à entrer à l'hôpital, bien qu'il n'éprouvât aucun autre symptôme.

Homme amaigri, pommettes saillantes, traits tirés et fatigués. Teinte jaunâtre, terreuse, de la peau ; conjonctives légèrement jaunâtres, yeux brillants, lèvres sèches, Temp. 39°. La langue est sèche, rôtie, rouge sur les bords. Estomac : pas de voussure au niveau de la petite courbure ; la palpation est extrêmement douloureuse. On peut à peine toucher, même superficiellement, la paroi à ce niveau sans réveiller une violente douleur. Cette douleur a son siège sur la ligne médiane. Elle commence à environ un travers de doigt de la pointe du sternum, et descend à quatre ou cinq travers de doigt plus bas. Elle a son maximum en un point nettement localisé à deux ou trois travers de doigt en dessous du sternum. Elle ne présente aucune rradiation. La percussion, presque impossible en raison de la douleur, irévèle un peu de matité (?). Rien à signaler du côté de l'intestin : à la diarrhée des premiers jours succède une constipation assez marquée. Le ventre est souple, non douloureux.

Foie. — Le foie à l'entrée semblait avoir son volume normal ; il a augmenté de volume presque sous nos yeux et, le 4 mai, il descend jusqu'à 4 travers de doigt au-dessus des fausses côtes, atteint l'ombilic et remonte à droite presque vers la partie libre de la dixième côte à 2 centim. en dehors de son insertion chondrale. Il semble régulier partout, lisse ; il n'est douloureux qu'au niveau de la ligne médiane, au point précédemment indiqué. La matité remonte en haut jusqu'au mamelon. La rate est un peu grosse. Le cœur a des battements un peu affaiblis, mais pas de souffles.

Le sang examiné dans la cellule à rigole donne nettement les caractères du sang phlegmasique, augmentation des globules blancs. Réseau fibrineux très net. L'appareil respiratoire est indemne, sauf une légère diminution du murmure vésiculaire au sommet gauche en arrière.

Rien du côté des urines.

Les jours suivants, l'état du malade reste stationnaire, la douleur est toujours aussi vive ; il semble qu'une voussure manifeste se montre au niveau du creux épigastrique. Instruit par les cas précédents et surtout par la ressemblance symptomatique de ce cas avec celui de l'observation I, nous montrons le malade à M. Arrou, chirurgien des hôpitaux, qui pense également à la possibilité d'une collection hépatique ou péri-hépatique et prit le malade dans le service de M. Monod. La température était toujours restée aux environs de 38° depuis le début, mais le malade se cachectisait de plus en plus. Dans le service de chirurgie où il était placé il fut surveillé de près, mais une intervention immédiate ne semblait pas de mise. Cependant la cachexie faisait des progrès ; la douleur, d'abord localisée au creux épigastrique, se fixa dans la fosse iliaque droite, présentant tous les caractères d'une appendicite. Puis elle se généralisa à tout l'abdomen et, le 28 mai, le malade présenta tous les symptômes d'une péritonite généralisée.

On l'opéra alors le 31 mai, dans la matinée ; l'incision médiane révéla la présence d'une péritonite généralisée, et l'abdomen fut refermé.

Le malade mourut dans la soirée.

L'autopsie, pratiqée vingt-quatre heures après la mort par M. Thiercelin, révéla ce qui suit :

Autopsie. — A l'ouverture de l'abdomen, péritonite généralisée, pus dans le bassin, dans les flancs et surtout à la face supérieure du foie. Le grand épiploon n'est pas rétracté, mais adhère fortement aux anses intestinales qui sont elles-mêmes agglutinées les unes aux autres ; la surface de l'intestin est congestionnée. Le pus contenu dans la cavité abdominale est jaune verdâtre, épais, filant, visqueux, analogue au pus de la péritonite à pneumocoque.

Foie. — Le foie est gros, volumineux même ; sa surface est lisse, sans adhérences : elle présente une couleur grisâtre, pas de saillies ni de bosselures à la surface.

A la coupe on trouve dans le parenchyme hépatique de nombreux abcès, les uns du volume d'une noix ; les autres, plus petits, sont très petits. Les grands abcès ont des parois anfractueuses ; le pus que ces derniers renferment est épais, glaireux, visqueux, filant comme des crachats pneumoniques : on a une impossibilité presque absolue à l'aspirer avec la pipette. Dans les petits abcès au contraire le pus, jaune verdâtre, est plus fluide. Un de ces abcès est au niveau du lobe carré et fait légèrement saillie. Les abcès siègent, du reste, un peu partout. Le plus volumineux est au niveau du bord antérieur, en un point correspondant à la région douloureuse constatée du vivant du malade à la région épigastrique (1).

____

(1) Dans la vésicule biliaire il y avait de la bile, mais pas de pus. Les gros canaux biliaires étaient intacts.

Dans l'estomac il existe quelques suffusions sanguines.

Intestin. — Le gros intestin est dilaté, les matières qu'il contient sont dures.

Dans la 3ᵉ portion de l'intestin grêle, la muqueuse intestinale est boursouflée, lardacée; il y a des arborisations vasculaires et des plaques hémorrhagiques larges comme une pièce de 5 francs ; pas d'ulcérations, bref les lésions anatomiques décrites dans l'entérite folliculaire par MM. Hutinel et Thiercelin (in *Traité de Médecine*, Brouardel, Gilbert).

La *rate* n'est pas très volumineuse, pas diffluente, pas d'abcès ; les *poumons* sont un peu congestionnés aux bases. Le *cœur* est normal. Les *reins* un peu congestionnés.

Bactériologie. — Examen bactériologique direct. Dans les grands abcès qui représentent une forme d'évolution plus âgée, dans le pus filant que nous avons décrit, on ne trouve que quelques rares diplocoques petits et décolorés par le Gram. Dans le pus des petits abcès, au contraire, il y a des amas, de véritables nids de petits diplocoques colorés au Gram, légèrement auréolés et lancéolés.

Ce pus est mis en culture.

Culture aérobie. — Sur agar on voit de grosses colonies constituées par du bacterium coli et d'autres plus petites opalescentes constituées par des diplocoques ; ces colonies isolées et cultivées donnent un microbe ayant tous les caractères de l'entérocoque.

Culture anaérobie. — On constate dans les tubes la présence d'un bâtonnet court, trapu, vivement coloré par le Gram. Une souris inoculée avec du pus est encore vivante à l'heure actuelle (4 juin) ; mais une souris inoculée avec quelques gouttes d'une culture de vingt-quatre heures en bouillon, est morte en moins de vingt-quatre heures de septicémie. Dans le sang de cette souris on retrouve l'entérocoque.

RÉFLEXIONS. — Voici encore un cas bien net d'infection hépatique par l'entérocoque. Remarquons encore ici un signe déjà trouvé dans les deux autres cas : la brusquerie du début ; les observations semblent calquées les unes sur les autres.

Le malade actuel a de l'entérite ; il souffre dans le ventre dès le début ; brusquement la douleur, jusque-là diffuse, se fixe en un point : le creux épigastrique, qui semble être le lieu d'élection de cette douleur. Signalons les lésions intestinales rencontrées dans ce cas seulement.

Observation IV. (Personnelle.) — *Kyste hydatique suppuré ouvert dans la plèvre et les bronches. Vomique. Présence de l'entérocoque dans le pus. Mort d'infection. Autopsie.*

Sch..., 55 ans, palefrenier, entre le 12 février 1900, salle Behier, lit 27, service de M. le professeur Hayem.

Antécédents héréditaires. — Père et mère morts de maladie inconnue ; un frère bien portant.

Antécédents personnels. — Aucune maladie dans l'enfance. Aucune autre maladie que l'affection actuelle, sauf une bronchite il y a cinq ans. N'a jamais séjourné aux colonies ; pas de syphilis ni d'alcoolisme.

Histoire de la maladie. — Le début de l'affection remonte au 1er janvier. Ce jour-là, le malade fut pris brusquement d'un point de côté, siégeant au côté droit au-dessous des fausses côtes, dans la région hépatique. La douleur était excessivement vive et s'accompagna d'une toux quinteuse, avec crachats muco-purulents. Il avait, à ce moment, dit-il, de la fièvre, des frissons, des nausées. Il dut rester couché dès les premiers jours et interrompre son travail pendant quelque temps.

Le 9 janvier il s'aperçut que son expectoration augmentait de quantité et, en même temps, prenait une teinte verte : d'abord peu marquée, constituée par quelques crachats isolés, elle augmentait petit à petit et, le soir, atteignait la valeur de deux verres à boire. Son appétit était très diminué. État général mauvais. Il entre à l'hôpital le 12 février.

C'est un homme affaibli, émacié, semblant avoir enduré de longues privations. Ce qui frappe chez lui, au premier abord, c'est une dyspnée assez intense. Il est vu à la contre-visite, le soir de son entrée, par mon collègue Théohari, qui constate chez lui l'existence d'une zone de matité très nette à la base droite, remontant jusqu'à l'épine de l'omoplate, avec abolition de la respiration et des vibrations ; bref, tous les signes d'un épanchement pleural, et, de fait, une ponction aspiratrice ramène une pleine seringue d'un liquide clair citrin sans aucun trouble. Les autres organes paraissent sains, sauf cependant le foie dont le volume anormal le frappa.

Le lendemain, ce malade est présenté à la clinique du mardi de M. le professeur Hayem, qui constata ce qui suit (1) :

« Facies légèrement cyanosé. Quelques plaques cyaniques sur les jambes, la dyspnée est intense, la température est à 38°. En découvrant le malade, on voit se dessiner sur l'abdomen le réseau veineux d'une circulation complémentaire. »

« Le crachoir du malade est rempli d'une expectoration abondante, verdâtre, à odeur de feuilles vireuses. Une goutte d'acide nitrique y décèle, par la réaction de Gmelin, la présence de la bile. »

« L'attention est surtout attirée du côté de l'appareil respiratoire. Le côté droit de la poitrine semble élargi, les espaces intercostaux également. La poitrine est immobilisée ; il existe une matité presque absolue remontant jusqu'à l'épine de l'omoplate, et à ce niveau on trouve des râles ronflants et sibilants. En avant la sonorité est conservée jusqu'à 3 travers de doigt au-dessous du mamelon. Plus bas, elle fait place à de la matité. Dans l'aisselle, matité complète, foyer de gros râles. »

« Le foie est gros, lisse, non douloureux. »

« La limite inférieure descend jusqu'à l'ombilic. Rien au cœur. Pas d'œdème. »

En présence des renseignements fournis par le malade, de la dyspnée, de cette expectoration verte avec présence de bile, du volume du foie, M. le professeur Hayem pensa à la possibilité d'une ouverture de collection hépatique dans les bronches.

Les jours suivants la température reste oscillante entre 38° et 38°,5,

____

(1) Notes recueillies à la Clinique de M. le professeur Hayem.

puis remonte à 39° le 17. Même état général, l'expectoration est toujours aussi abondante, deux crachoirs pleins.

Cependant, le 19 février, l'expectoration change de caractère. Elle perd sa coloration verte, devient rougeâtre, grisâtre, purulente, et l'haleine se fait fétide. T. soir, 39°. Pendant deux jours l'état reste stationnaire, les signes locaux sont les mêmes. Le 21, à deux heures de l'après-midi, brusquement le malade est pris d'une crise de dyspnée intense avec sensation de déchirement intérieur et au milieu de quintes de toux et d'efforts de vomissements une vomique abondante se déclare. Le malade inonde son lit, remplit 3 crachoirs et 2 cuvettes d'un liquide nettement purulent, jaune rougeâtre, bien lié. Ce pus exhalait une fétidité telle qu'elle obligea les malades de la salle à fuir leur lit. Nous voyons, à ce moment, le malade, et nous constatons une dyspnée intense et tous les signes d'un pneumo-thorax sous-phrénique ; la matité est remplacée par de la sonorité tympanique, du souffle, du tintement métallique; le thorax est dévié à droite, immobilisé. De gros ronchus encombrent la poitrine.

L'expectoration continua les jours suivants aussi abondante, et le malade rendit plus de 4 litres de pus. La température, de 38°,8 le 21 au soir, tomba le 22 au matin à 36°. L'expectoration ne cessait pas, le malade se cachectisait. Une intervention semblait s'imposer.

Le 23, le malade fut montré à M. le Dr Arrou, chirurgien des hôpitaux, qui pencha pour une intervention. Le malade fut immédiatement passé dans le service de M. le Dr Monod, mais il succomba dans la nuit même.

Autopsie. — L'autopsie fut pratiquée par nous le 26 février.

A l'ouverture du cadavre en détachant le plastron sternal, on remarque la présence d'une collection purulente ayant déterminé la production de fausses membranes, occupant la partie supérieure de la plèvre droite en avant et en rapport immédiat avec la paroi sterno-costale. Cette cavité remplie de pus se prolonge en arrière vers l'aisselle et la base du poumon droit, mais sans atteindre la partie postérieure. A ce niveau la collection est nettement distincte d'un épanchement séreux occupant la partie postérieure de la plèvre et dans lequel avait été faite la ponction exploratrice du vivant du malade. Cette cavité, entièrement enkÿstée et tapissée de fausses membranes, contient du pus fétide en assez grande quantité ; le poumon est repoussé en arrière et contre la colonne vertébrale. Le *foie* est volumineux, descend presque dans la fosse iliaque droite et dépasse l'ombilic à gauche. Les organes sont enlevés en masse (poumon droit avec le foie et le diaphragme) et une longue coupe frontale, allant du sommet du poumon au bord inférieur du foie, est pratiquée. On met ainsi à découvert une vaste collection purulente siégeant sur la face supérieure du foie, du volume des deux poings, contenant un pus bien lié, jaune verdâtre, d'odeur fétide, et des membranes analogues aux membranes d'enveloppe des kystes hydatiques. On ne trouve pas de vésicules.

Dans le *poumon*, il existe une caverne siégeant à la base droite, où le parenchyme pulmonaire détruit laisse les bronches à nu et béantes. Cette cavité communique à travers le diaphragme par un orifice où passe l'index, avec la collection hépatique ; de plus, en avant de cet orifice se trouve un pertuis situé à la partie antérieure de la collection hépatique : une sonde cannelée introduite dans ce pertuis conduit, à travers le parenchyme pulmonaire, dans la collection purulente pleurale.

Le *foie* dans le reste de son étendue est sain. Le *poumon* du côté malade est congestionné. A gauche, emphysème assez prononcé. Pas de lésions tuberculeuses.

Cœur normal, 330 grammes, plein.

Rate grosse, 250 grammes ; pas d'abcès.

Reins normaux, 190 grammes. Aucune autre lésion dans le reste do l'óconomie, pas d'autres kystes hydatiques.

Intestin sain, un peu congestionné cependant par places.

On recueillit du pus aseptiquement, ainsi que du sang du cœur pour l'examen bactériologique.

Examen bactériologique. — 1° Pendant la vie on examina les crachats rendus par le malade.

A l'*examen direct* on trouva de nombreux diplocoques auréolés, lancéolés, des formes diplo-streptococciques et de rares staphylocoques.

Cultures. — Sur agar il poussa de nombreuses colonies de diplo-streptocoques et des colonies moins nombreuses de staphylocoques. Ces diplo-streptocoques, isolés, sont cultivés sur bouillon, agar et gélatine, et reproduisent des formes microbiennes en tout semblables à celles de l'entérocoque.

On recueillit également du sang, pris dans une des veines du bras, avec les précautions d'usage.

Ce sang examiné directement ne montre aucune espèce microbienne ; les cultures faites avec le sang restent stériles et, cependant, en le diluant on obtient des résultats bien nets. Le sang est dilué avec parties égales de bouillon ; 4 centim. cubes sont injectés à un lapin qui est encore vivant, tandis qu'un demi-centim. cube injecté à une souris amène la mort de cette dernière en moins de quarante-huit heures de septicémie. Le sang de cette souris examiné directement montre quelques cocci et diplocoques. Au point d'inoculation on retrouve de nombreux diplocoques avec auréole très apparente, et le sang de cette souris cultivé donne des diplocoques lancéolés avec auréole moins nette. En un mot, les espèces microbiennes ainsi décelées présentaient tous les caractères de l'entérocoque. De plus, l'urine du malade recueillie antiseptiquement pendant la vie contenait de nombreux entérocoques. Ce microbe existait donc pendant la vie.

2° Il fut retrouvé après la mort. A l'autopsie, on recueillit aseptiquement du pus (avant l'ouverture de l'abcès, par ponction du foie), du sang du cœur et de l'urine dans la vessie.

1° Pus du foie, examen direct : contient de nombreux crochets hydatiques et de très nombreux microbes, composés de diplocoques et de diplo-streptocoques de volume variable, quelques-uns entourés d'une auréole. On trouve également de nombreux cocci isolés.

2° Sang : l'examen direct du sang n'a rien donné.

Cultures. — a) Pus du foie. — Sur agar il pousse surtout des coli (l'ensemencement avait été trop copieux).

En anaérobie on trouve de nombreux diplo-streptocoques à grains très volumineux, ainsi que des coli en petit nombre.

Sur bouillon on eut également de nombreux diplocoques et diplo-streptocoques, et quelques bacterium coli.

b) *Urine*. — Au bout de vingt-quatre heures il n'y a rien poussé. Fond agar, quelques diplocoques petits ; rien dans le bouillon ni en anaérobie.

c) *Sang*. — Le bouillon ensemencé avec le sang au bout de vingt-quatre heures est trouble avec dépôt abondant.

Sur agar, on voit des points opaques blancs streptococciques. Dans le bouillon il existe de nombreux diplocoques ; de même sur agar et surtout en anaérobie où les diplocoques sont excessivement nombreux.

RÉFLEXIONS. — Le cas précédent est classique : c'est un kyste hydatique ayant évolué insidieusement comme cela arrive fort souvent, et qui ne révéla sa présence que lorsque la suppuration détermina la rupture de ce kyste dans les voies aériennes. On sait que généralement cette complication de l'histoire des kystes hydatiques est fréquente, surtout au foie, à cause de la facile infection de la cavité kystique par les microbes de l'intestin, infection facilitée par les liens vasculaires et canaliculaires qui unissent le foie à l'intestin.

Ici le microbe en jeu, étant bien nettement l'entérocoque qui sous une influence mal connue prit soudain une virulence plus grande, vint infecter le kyste hydatique : c'est donc une preuve de plus de la facilité de transport de ce germe hors de l'intestin et de sa localisation sur le foie.

Au point de vue symptomatique, ce cas est encore intéressant par l'énorme vomique précédée d'une fétidité de l'haleine en quelque sorte prémonitoire, qui termina l'évolution du kyste. Signalons également la présence d'un épanchement pleural séreux accompagnant l'épanchement purulent, comme cela du reste a déjà été décrit, et Leyden considérait même que la pleurésie existait toujours et était un symptôme des abcès sous-diaphragmatiques, car il s'agissait bien là d'un de ces cas d'abcès sous-diaphragmatiques ayant

déterminé des adhérences avec le diaphragme, secondairement une perforation de ce diaphragme, une fistule pleuro-
hépatique, une pleurésie purulente enkystée, puis la gangrène pulmonaire, et la vomique enfin.

Nous ne pouvons, du reste, nous étendre sur l'étude de ces collections sous-diaphragmatiques, et nous renvoyons à la *Revue
générale*, que Mauclaire a fait paraître récemment (1). Ce
cas est intéressant en plus à cause de sa rareté même, car
sur une statistique de 80 cas, Nowack n'a rencontré le kyste
hydatique suppuré que 8 fois comme cause des abcès sous-
phréniques.

Il est probable ici, du reste, que la marche de l'infection a
été celle connue pour la suppuration des kystes hydatiques.
Dans un premier stade le kyste hydatique était entré en communication avec les voies biliaires, les canalicules biliaires
qui rampent dans la paroi adventice de la poche : la bile
s'était infiltrée dans la cavité kystique et on connaît (Dolbeau,
Voisin, Luton, Cadet de Gassicourt) l'action nocive de la
bile sur les hydatides. Mais ici deux cas pouvaient se présenter :
ou bien les voies biliaires étaient aseptiques, et on aurait pu
avoir une guérison spontanée ; ou bien, et c'était ici le cas,
les voies biliaires étaient infectées, l'orifice de communication
était assez grand pour permettre aux microbes de pénétrer
dans la cavité kystique et de l'infecter. (Voir Dupré, thèse de
Paris, 1891. *Les infections biliaires.*)

Nous tenons maintenant à présenter un cinquième cas
d'infection du foie due à l'entéro coque. Il nous a été transmis
par notre collègue et ami Lereboullet, qui l'a du reste

(1) MAUCLAIRE. Les abcès sous-diaphragmatiques. Revue générale in *Gazette des
hôpitaux*, du 16 mars 1895.

relaté dans une communication à la *Société de Biologie* (1),
que nous reproduisons ici.

Observation V. (Due à l'obligeance de notre ami P. Lereboullet,
interne des hôpitaux.) — *Cirrhose hypertrophique biliaire et
abcès aréolaires du foie dus à un diplocoque venu de l'intestin
(entérocoque).*

La pathogénie de la cirrhose hypertrophique biliaire est
encore discutée ; aussi croyons-nous utile de rapporter som-
mairement ici un cas qui nous semble venir à l'appui de la
conception, de jour en jour plus admise, qui cherche dans
une *angiocholite infectieuse* l'origine de la maladie de Hanot.

Alphonse Lab..., âgé de 57 ans, de bonne santé habituelle, présente, en juillet 1898, des symptômes d'embarras gastrique assez
nets. Au bout de quelques jours apparaît un ictère, d'abord léger,
puis qui va en augmentant, s'accompagnant alors de décoloration
des matières. Depuis, cet ictère passe par des alternatives de rémission et d'accroissement : pendant les rémissions le malade reste
subictérique, mais ses selles se colorent à nouveau ; les périodes de
recrudescence amènent à diverses reprises son séjour à l'hôpital, où,
par élimination et à cause de la durée prolongée de l'ictère, on porte
le diagnostic d'ictère par obstruction lithiasique. L'hypertrophie
hépatique d'abord peu marquée augmente progressivement. L'état
général reste longtemps satisfaisant, lorsque vers le 15 avril, après
une rémission assez marquée, l'ictère subit un nouvel accroissement,
en même temps qu'apparaissent quelques symptômes généraux
(frisson, fièvre, abattement, etc.)

Il entre le 24 avril dans le service de notre maître M. Brissaud.
A ce moment, on constate une hypertrophie hépatique uniforme, dure,

(1) P. Lereboullet. *Comptes rendus de la Société de Biologie,* séance du 10 juin
1899.

douloureuse, considérable (25 centim. sur la ligne mamelonnaire). Rate volumineuse facilement perceptible. Pas d'ascite, pas de circulation collatérale. Ictère très foncé avec teinte ardoisée du visage. Urines presque noires, riches en pigments vrais, sans urobiline ni indican, légèrement albumineuses. Selles décolorées (depuis quelques jours seulement au dire du malade). Fièvre peu intense (38°,5) cessant dès le soir de l'entrée. Langue très sèche. Cœur et poumons normaux.

En résumé, ces symptômes étaient assez nettement ceux de la *cirrhose hypertrophique biliaire* de Hanot.

La mort, presque subite, survint deux jours après l'entrée. A l'autopsie, *foie* énorme, pesant plus de 3 kil. 200, de teinte vert olive, uniformément hypertrophié. *Vésicule biliaire* très distendue contenant 250 grammes d'une bile fluide, jaune pâle, d'aspect séro-purulent. Mais les grosses voies biliaires paraissent libres ; bien qu'elles soient dilatées on ne constate aucune cause d'obstruction intrinsèque au niveau du cholédoque. Gros *ganglions* mous et inflammatoires au niveau du col de la vésicule. *Rate* volumineuse (570 grammes) assez molle et diffluente.

A la section, le foie, plus dense que normalement, apparaît parsemé de nombreux abcès contenant un pus jaune verdâtre, épais, presque crémeux : les uns sont punctiformes ; d'autres du volume d'une noisette, les plus gros de la dimension d'une grosse noix sont formés d'une série de loges, et présentent un aspect nettement aréolaire. Le tissu hépatique est vert foncé, marbré de quelques traînées conjonctives. L'hypertrophie hépatique reste considérable, alors même qu'on fait abstraction de ces collections suppurées.

L'examen histologique montre l'origine biliaire de ces abcès : les uns sont nettement angiocholitiques avec épithélium biliaire à leur centre, les autres sont péri-angiocholitiques (Charcot et Gombault) et paraissent creusés en plein parenchyme hépatique ; leur aspect histologique rappelle d'assez près la description de Sabourin (1). Ils sont indépendants de la veine porte et de l'artère hépatique.

(1) SABOURIN. *Progrès médical*, 1884.

La cirrhose n'existe qu'à l'état d'ébauche. Elle paraît pourtant nettement spécifiée par les caractères suivants : bandes scléreuses, par places assez marquées, développées aux dépens de l'espace porto-biliaire, avec prédominance des lésions au niveau et autour des canaux biliaires, dont souvent l'épithélium est desquamé et la cavité oblitérée ; absence de sclérose périvasculaire, néo-canalicules assez nombreux ; par places, angiomes biliaires, enfin hypertrophie du parenchyme hépatique. Les cellules sont saines, ne présentent en aucun point de dégénérescence.

Les recherches bactériologiques ont permis d'isoler du pus des abcès un diplocoque très voisin du pneumocoque.

Sur frottis, on constate des diplocoques nombreux prenant le Gram, nettement auréolés, mais sans capsule colorable.

En culture sur gélose, fines colonies d'abord transparentes, puis devenant opaques, formées de diplocoques semblables au pneumocoque. Sur bouillon, léger trouble avec dépôt d'apparence muqueuse au fond du tube ; l'aspect au microscope est celui d'un diplo-streptocoque lancéolé.

Le bouillon inoculé à la souris l'a tuée en vingt-deux heures, et on retrouve les diplocoques en abondance dans le sang de l'animal.

Ce microbe, seul rencontré sur frottis, seul isolé par cultures, a conservé longtemps sa virulence ; il tuait encore la souris plus de trois semaines après le premier ensemencement.

Sur les coupes, on retrouve facilement ce diplocoque dans les canaux biliaires, au milieu du pus ; en revanche, il n'a pu être coloré ni dans la rate, ni dans les ganglions.

Nous avons d'abord pensé avoir affaire au pneumocoque dont ce microbe présentait la plupart des caractères ; certaines différences, et notamment la persistance prolongée de la virulence, nous faisaient hésiter pourtant, lorsque M. Thiercelin, auquel nous avons communiqué nos cultures, a bien voulu le comparer à l'entérocoque isolé par lui de l'intestin normal et pathologique (1) et a pu l'identifier pleinement.

(1) Thiercelin. *Société de Biologie*, 15 avril 1899.

« La pathogénie du cas que nous venons de relater nous paraît donc pouvoir être ainsi résumée : infection ascendante des voies biliaires par un diplocoque venu de l'intestin (diplocoque très voisin du pneumocoque) ; elle porte d'abord sur les grosses voies biliaires et détermine un ictère catarrhal ; puis elle se prolonge, envahit les voies biliaires intrahépatiques, provoque de l'angiocholite et de la périangiocholite, amène l'hypertrophie de l'organe et tend à réaliser les lésions anatomiques de la *cirrhose hypertrophique biliaire ;* en même temps se manifestent les signes cliniques de cette cirrhose. Mais l'infection devient suppurative et moins de dix mois après le début le malade arrive à la phase septique de sa cirrhose (Dupré) ; les abcès biliaires signalés à cette période de la *maladie de Hanot* prennent ici un volume notable, réalisent en divers points le type des abcès aréolaires, et la mort survient avant que la sclérose n'ait acquis son plein développement.

« Cette observation, comme celle de Gilbert et Fournier (1), nous paraît donc prouver nettement que *l'angiocholite infectieuse* peut réaliser la *cirrhose hypertrophique biliaire* de Hanot. Elle montre, en outre, le pouvoir pathogène pour le foie du microbe isolé par M. Thiercelin : elle vient à l'appui des faits où cet auteur, par ponctions sur le vivant, a pu l'isoler du foie au cours de certains ictères infectieux ; elle montre enfin son pouvoir pyogène. » (Travail du laboratoire du Dr Brissaud.)

---

(1) GILBERT et FOURNIER. Angiocholite infectieuse oblitérante et cirrhose biliaire hypertrophique. *Société de Biologie*, 1897.

CHAPITRE V

Les hépatites nostras; bactériologie de quelques cas.

Nous venons d'étudier les cas où l'infection du foie était nettement due à ce microbe pour lequel M. Thiercelin a proposé le nom d'entérocoque. Nous avons maintenant à chercher quels autres microbes on a rencontrés dans les suppurations hépatiques.

Le polymicrobisme normal du tube digestif donne à penser que d'autres espèces microbiennes ont pu se retrouver dans les abcès du foie.

Nous ne pouvons passer en revue tous les cas d'abcès du foie qui ont été signalés et, comme nous l'avons déjà dit, nous nous cantonnerons dans l'étude des abcès du foie de nos climats, c'est-à-dire indépendants de la dysenterie des pays chauds.

Nous rappellerons seulement que dans ces abcès dysentériques des pays chauds si bien étudiés par les médecins de l'Inde, et pour l'étude desquels nous renvoyons à l'ouvrage de MM. Laveran et Tessier, les recherches micro-biologiques ont donné des résultats bien différents.

La seule notion bien nette était la relation évidente unissant la dysenterie des pays chauds aux abcès du foie (sur 314 cas, 260 fois coïncidence de dysenterie et d'hépatite (Kelsch et Kiener).

Il semblait donc que, s'il existe un germe spécifique de la dysenterie, ce germe doit se retrouver dans les abcès du foie.

Or, on sait que l'accord n'est pas fait sur l'existence de ce germe : les uns incriminent l'amœba coli, les autres le bacterium coli commune. On retrouva, en effet, dans bon nombre de cas l'amœba (Kartulis-Oster) soit seul, soit avec d'autres micro-organismes, et pour Kartulis l'abcès des pays chauds était toujours à amibes et ces microbes surajoutés étaient transportés par les amibes dans le foie.

Aujourd'hui, les ensemencements faits avec le pus de ces abcès permettent d'incriminer le staphylocoque blanc ou doré, le coli-bacille, le bacille pyocyanique, des streptocoques.

Nous ne pouvons, du reste, entrer dans de plus longs détails. Nous renvoyons aux ouvrages spéciaux sur la matière, surtout le livre de Laveran et Tessier sur les maladies des pays chauds, ainsi qu'à la thèse de Dupré (*loco citato*) pour les infections biliaires d'origine calculeuse.

En cherchant dans la littérature médicale de ces dix dernières années nous avons trouvé un certain nombre de faits semblables aux nôtres et que nous allons donner maintenant.

Nous nous trouverons en face de deux ordres de faits :

1º Le pus contenait des germes microbiens ;

2º Le pus était stérile, ce qui nous amènera à parler de cette question de la stérilité des abcès du foie, si controversée et encore peu élucidée.

Les faits où l'examen du pus des abcès du foie a été fait sont rares, et cette rareté s'explique par le peu de fréquence des hépatites nostras observées dans nos climats ; cependant, nous avons pu réunir un certain nombre de cas d'infection hépatique, soit de véritables abcès du foie, soit d'abcès aréolaires que nous relaterons.

Observation VI. (Résumée.) — *Abcès multiples du foie*. (Claisse
Bulletins de la Société anatomique, 9 janvier 1891.)

Il s'agit d'un homme de 38 ans, entré le 3 novembre 1890, salle
Rayer. Il avait contracté les fièvres intermittentes aux environs de
Meudon quelques semaines avant son entrée ; mais on ne trouva pas
d'hématozoaires. Vers le 5 décembre, douleur sourde au niveau du
foie. La température remonte; le soir, 40°. La matité hépatique ne
descend pas au-dessous des fausses côtes, puis le foie commence à
augmenter de volume. On porte alors le diagnostic d'abcès du foie
à la face supérieure. Le foie augmente de plus en plus de volume, et
le bord antérieur d'abord régulier présente, le 20 décembre, une nodo-
sité arrondie. Les jours suivants, les conjonctives ont une teinte subictérique ; le malade a énormément maigri et vomit fréquemment ; la
température oscille entre 38° et 40° le soir. Le malade mourut rapidement. A l'autopsie, on trouva un volumineux abcès aréolaire du foie
siégeant sur la face supérieure, et communiquant avec d'autres poches
au nombre d'une dizaine contenant en tout 600 grammes de pus.

On fit des cultures avec le pus et la pulpe splénique.

Dans le pus fixé sur lamelles et coloré au Gram on trouve des
streptocoques de place en place ; ils forment des chaînettes isolées de
quelques éléments seulement, mais ils sont surtout « disposés en
gros amas arrondis sur les bords desquels se voient des chaînettes ».

Les cultures sur agar se recouvrent, le 2e jour, d'une colonie blanc
verdâtre envahissant rapidement toute la surface. Cette culture est
formée par un bacille large et court dont la détermination n'a pu être
faite. Il apparaît, en outre, quelques colonies blanches arrondies avec
lesquelles on ensemence un bouillon. Ce bouillon se trouble rapidement et contient uniquement des streptocoques.

Les préparations histologiques montrent que les canalicules
biliaires sont intacts, que les espaces portes présentent un peu de
prolifération embryonnaire autour de la veine et du canalicule. Il
existe des petits îlots arrondis constitués par des leucocytes et des
amas de streptocoques siégeant au niveau des veines sus-hépatiques.

— 58 —

Sur les coupes du canal cholédoque on trouve de nombreux bacilles :
un gros bacille court, un petit bacille court, et surtout d'énormes
amas de streptocoques. Cet abcès avait donc pour point de départ
une phlébite à streptocoque des veines sus-hépatiques.

Réflexions. — S'il nous était maintenant permis d'émettre
une simple hypothèse, nous dirions que peut-être il s'agissait
dans ce cas d'un microbe analogue à l'entérocoque, étant
donné ce polymorphisme constaté, et surtout cette disposition en boules d'où partent des chaînettes. Pour qui a vu
cette disposition si fréquente de l'entérocoque et qui regarde
ensuite le dessin accompagnant la communication de Claisse,
l'analogie est frappante.

Observation VII. (Résumée.) — Charles Lévi. *Abcès gangréneux
de la rate et du foie. Gangrène du poumon. Société anatomique,*
1896, p. 347.

Il s'agit d'un homme de 39 ans, terrassier ; entre le 30 novembre
1896 avec des symptômes rappelant ceux de la gangrène pulmonaire. Expectoration fétide. Hémoptysie, dyspnée intense. Foie gros.
Rate volumineuse. Température élevée. Le malade présentait absolument le facies d'un typhique. Il meurt le 5 décembre avec les symptômes d'infection suraiguë ; à l'autopsie, outre les foyers gangréneux
du poumon, on trouve des abcès gangréneux multiples dans le foie.
L'intestin est normal. La coloration des coupes par la méthode de
Gram a montré dans les abcès la présence d'assez nombreux microbes, des bacilles, de courtes chaînettes ressemblant à des streptocoques et surtout des « diplocoques ».
Le pus ensemencé en cultures anaérobies n'a pas poussé.

A ce propos M. Strauss, qui fit lui-même les cultures de ce
cas, publia cette observation dans les *Archives de médecine*

expérimentale du 11 mai 1896 et la fit suivre des remarques suivantes :

« Les suppurations gangréneuses du foie et de la rate se sont généralement développées à la suite de lésions ulcératives ou autres portant sur la muqueuse des voies digestives ; dans le cas actuel il fut impossible de trouver une seule lésion. Les microbes auraient donc franchi la muqueuse intestinale sans porte d'entrée appréciable, ce qui se rapprocherait de certains cas bien connus comme les phlegmons gangréneux primitifs, les arthrites gangréneuses et certains cas de péritonite tuberculeuse d'origine intestinale. » (Dobroklowsky. *Arch. méd. exp.*, mars 1890.)

M. Strauss, du reste, conclut à la priorité, dans l'ordre chronologique, des abcès du foie et de la rate ; les abcès du poumon étaient secondaires et, du reste, de peu de volume.

OBSERVATION VIII. — *Abcès du foie aréolaires.* (L. LYON. *Soc. anatomique*, décembre 1893, p. 710.)

« Il s'agit d'un malade qui entra à l'hôpital, avec un ensemble de symptômes généraux qui fit porter le diagnostic de grippe. Bientôt la fièvre tomba d'ailleurs, et il ne resta qu'un état d'asthénie profonde. Le sujet succomba de syncope. A l'autopsie, on trouva des abcès aréolaires du foie offrant la disposition décrite par M. Chauffard. Il y avait eu rupture dans le péricarde. Le pus était bien lié ; on a trouvé en culture des streptocoques. On n'a pas trouvé l'origine de cette suppuration.

« Aucune autre lésion des autres organes. »

RÉFLEXIONS. — Voici encore un fait d'abcès du foie, dont la marche fut absolument insidieuse comme dans le cas que nous avons nous-même rapporté (obs. I, II, III). D'où venait cette suppuration ? La notion de symptômes grippaux au début de l'affection donne à penser qu'il s'agissait peut-être là d'une infection venue du tube digestif, due à une exaltation de virulence d'un microbe intestinal par la grippe. L'absence de toute autre cause permet d'incriminer celle-là.

Ce sont surtout les médecins du Midi de la France, de nos grands ports maritimes qui ont eu l'occasion de rencontrer ces abcès du foie nostras, et nous citerons deux communications intéressantes faites par MM. Arnaud et d'Astros au Congrès de Marseille de 1891 (1).

Ces deux auteurs ont fait des recherches dans 3 cas d'abcès du foie. Dans le premier le pus a été démontré stérile. Dans le second on a obtenu de rares colonies de streptocoques.

Dans le troisième les cultures ont démontré la présence d'un *diplocoque* qui a témoigné ses qualités pathogènes par l'expérimentation sur le lapin.

A ce propos M. Arnaud, parlant du diagnostic de l'hépatite suppurée de nos climats à foyers multiples, dit :

« La fréquence de l'hépatite suppurée à Marseille et dans nos climats tempérés est loin d'être aussi exceptionnelle que l'admettent les auteurs classiques. En dehors des abcès du foie d'origine tropicale, il existe une forme d'hépatite nostras qui peut reconnaître pour origine la dysenterie ou la diarrhée, mais qui peut se développer en dehors de toute cause appréciable chez des sujets n'ayant jamais quitté la France.

« Dans certaines formes aiguës de l'hépatite nostras le début brusque, la marche rapide, l'intensité de la fièvre et des phénomènes généraux qui affectent les caractères typhoïdes

(1) Voir *Marseille médical*, 1891.

de l'ictère grave coïncidant avec une augmentation notable et générale du volume du foie, devront faire soupçonner l'existence d'abcès multiples ayant amené des altérations parenchymateuses de l'organe; d'une manière générale il faudra tenir compte dans le pronostic des abcès du foie, des symptômes généraux qui donneront la mesure du degré et de l'étendue des altérations du tissu hépatique. »

Dans la *Revue de Médecine* de 1892 (p. 309), les mêmes auteurs rapportent 3 cas intéressants d'hépatite que nous exposerons maintenant :

OBSERVATION IX. — ARNAUD et D'ASTROS

La maladie débuta vers le 15 mai par des symptômes de diarrhée et de dysenterie qui durent huit jours. Puis un état typhoïde se développe, le malade tombe dans l'adynamie avec fièvre vive, ictère modéré. On pense à un ictère infectieux. Le 29 mai, diagnostic d'abcès du foie probablement multiples; par la ponction avec l'appareil Potain on retire un pus épais, crémeux, blanc, très lié. On opère par le procédé d'ouverture large. Décès deux jours après en état typhoïde. A l'autopsie, on constate que des adhérences du foie existent au niveau de l'incision : il y a une dizaine d'abcès dans le parenchyme à droite. Les cultures du pus, recueilli par la ponction avec les précautions d'usage, faites dans du bouillon sur gélatine et sur gélose, reste absolument stérile.

Nous n'avons pas voulu séparer ce fait, bien que le pus fût stérile, des deux suivants. Nous en reparlerons à propos des abcès amicrobiens.

OBSERVATION X. — ARNAUD et D'ASTROS

Ce malade présente comme antécédents de l'impaludisme et de l'alcoolisme. En juin il aurait rendu un peu de sang pendant trois jours

et aurait eu de la diarrhée pendant quatre jours. Symptômes pro-
bables d'une dysenterie très atténuée. Début brusque, le 2 septembre,
par frisson et douleur vive au niveau des fausses côtes. Il y a de la
fièvre, mais pas d'ictère. Le 8, il existe une tuméfaction épigastrique
très localisée. Le 12, laparotomie premier temps. Le 16, deuxième
temps, ouverture d'un abcès de la grosseur d'une orange contenant
un pus épais, blanc, crémeux. Guérison en huit jours. Avec le pus
recueilli, on pratique des cultures dans du bouillon sur gélatine et
gélose. Les cultures dans le bouillon et la gélatine restent stériles. Sur
la gélose, où l'ensemencement avait été plus copieux, on voit seulement 4 colonies d'un streptocoque.

A remarquer la rareté du microbe causal quatorze jours
après le début de l'affection.

OBSERVATION XI. — ARNAUD et D'ASTROS

Début brusque de la maladie, le 10 juillet, par dysenterie, fièvre.
Douleur épigastrique, état typhoïde. Le malade entre à l'hôpital. On
penche par une suppuration hépatique. Ponctions exploratrices.
La deuxième, pratiquée dans le lobe gauche, fait tomber en plein dans
le foyer. On retire 150 grammes de pus hépatique, couleur lie de vin.
Ouverture large. Mort en état typhoïde.

AUTOPSIE. — Grand abcès dans le lobe gauche ; dans sa substance,
abcès multiples, du volume d'une noisette et comme aréolaires ; abcès
du volume du poing dans le lobe droit.

Avec le pus recueilli par la ponction, des cultures sont faites sur
gélatine et sur gélose ; sur gélose l'ensemencement en stries donne des
colonies isolées transparentes d'un diplocoque (1). Sur gélatine, le
long de la pointe d'ensemencement, le même organisme se développe
en forme de scie très fine. L'ensemencement de ces cultures dans le
bouillon y donne un abondant développement de diplocoques, mais
qui ne végètent pas non plus en chaînettes.

____

(1) Peut-être là aussi s'agissait-il de l'entérocoque.

Nous avons tenté quelques expériences chez le chien : chez un chien on injecte dans le tissu hépatique 1 centim. cube de culture fraîche de trois jours de ce diplocoque dans du bouillon. Sur un second chien, par la laparotomie on injecte successivement dans deux veines mésentériques 3 centim. cubes d'une culture de cinq jours.

Les animaux sacrifiés au bout de huit jours ont le foie intact.

Doit-on en conclure que le diplocoque incriminé n'était pas l'agent causal ? Nous ne le pensons pas, car d'abord le foie du chien peut ne pas réagir comme celui de l'homme ; de plus, le foie d'un animal sain a des moyens de défense plus énergiques qu'un foie déjà adultéré par la dysenterie. Enfin le microbe peut être atténué et même en ce cas un point de l'expérience montre que ce microbe avait encore conservé de la virulence. Il existait, en effet, chez le dernier chien, au-dessus du point d'injection dans la veine mésentérique, un ganglion, qui à la coupe renfermait un suc laiteux, et ce suc ensemencé dans du bouillon donna une abondante colonie de diplocoques analogues à ceux obtenus par l'ensemencement du pus hépatique.

Ce résultat démontre qu'on se trouvait bien en face d'un microbe pathogène.

Laveran avait émis l'hypothèse que les microbes peuvent mourir rapidement par le mélange des principes de la bile ; en ce qui concerne la vitalité du diplocoque en question, on est arrivé à un résultat différent, la culture de ce micro-organisme dans du bouillon additionné de bile fraîche de chien nous a présenté une « végétation aussi abondante que dans du bouillon simple ».

OBSERVATION XII. — *Vaste abcès dysentérique nostras du lobe droit du foie. Incision, guérison.* (BOINET. *Revue de Médecine*, 1897, p. 58.)

X..., ouvrier des quais, âgé d'une quarantaine d'années, ne présente comme antécédents morbides qu'une dysenterie bien caractérisée, et de moyenne intensité, qu'il a contractée à Marseille trois mois avant son entrée à l'hôpital de la Conception. Il n'a du reste jamais quitté la France. Ce malade est amaigri, pâle et il offre une teinte cireuse non ictérique ; chaque soir, il a quelques accès de fièvre avec légers frissons et sueurs peu abondantes. T. 38°,5 ; il se plaint d'une sensation de pesanteur dans la région du foie, accompagnée d'une légère douleur sympathique dans l'épaule droite. Il accuse, en outre, quelques élancements spontanés, et une douleur à la pression au niveau de la tuméfaction formée par le foie dont le bord inférieur dépasse de 4 travers de doigt le rebord des fausses côtes droites.

Cette région est le siège d'un léger empâtement avec œdème peu prononcé. On perçoit à ce niveau une résistance et une élasticité spéciales, une sorte de ballottement donnant la sensation d'une fluctuation assez obscure. L'auscultation du foie ne révèle aucun bruit de frottement.

Enfin le diagnostic de vaste abcès du foie à la face convexe du lobe droit est encore corroboré par l'attitude spéciale du malade, l'ampliation thoracique et l'immobilisation du thorax à droite.

Une large incision pratiquée couche par couche parallèlement au rebord costal et sur le point le plus culminant de la tumeur donne issue à un demi-litre de pus chocolat, lie de vin, mélangé à des grumeaux formés par des détritus hépatiques. Ce pus a perdu toute virulence ; injecté dans le tissu cellulaire sous-cutané et dans la cavité péritonéale de plusieurs cobayes, il n'entraîne pas d'accidents ; il ne renferme pas d'amibes. A l'examen microscopique direct on trouve dans ce pus quelques rares cocci, parfois groupés en amas. Les cultures dans les divers milieux restent stériles ; la guérison a été complète.

Observation XIII. (Résumée.) — (Boinet. *Loco citato.*)

Malade de 33 ans, n'ayant jamais habité les pays chauds. Dysenterie à Gênes, en 1896 (avril) ; en août de la même année, il entre dans le service du Dr Boinet. Il est pâle, amaigri ; pas d'ictère ; la fièvre se borne à 38°,5. Douleur dans l'épaule droite ; le côté droit de la poitrine est immobilisé, l'hypochondre droit augmenté de volume ;

le foie est gros et présente à sa face convexe une tuméfaction résistante, douloureuse à la pression.

Pas de frottements. Une ponction au point culminant donne issue à du pus chocolat ; une opération est pratiquée. Incision, évacuation de deux abcès accolés l'un à l'autre, lavage, drainage.

L'ensemencement de ce pus a donné sur la gélatine, l'agar-agar et le bouillon, des colonies de staphylocoques très nets ; cependant ce staphylocoque avait perdu de sa virulence, car, injecté à des cobayes et à des lapins, il n'a pas donné d'abcès. Les mêmes recherches, faites trois semaines après l'incision dans le pus recueilli par les drains, donnent le même résultat.

OBSERVATION XIV. (Résumée.) — (BOINET. *Loco citato.*)

S..., 37 ans, n'a jamais fait de maladie. Depuis plusieurs mois, il accuse une diarrhée chronique rebelle, qui ne s'est jamais, au dire du malade, accompagnée de selles sanguinolentes de nature dysentérique ; il n'a jamais quitté la France. Il entre, en avril 1895, à l'Hôtel-Dieu de Marseille. Il est pâle, maigre, sans ictère. Peu de fièvre, pas de douleur de l'épaule droite. En revanche, tous les signes d'un abcès du foie. Dans la région épigastrique il y a une saillie molle, résistante, fluctuante, assez bien circonscrite, se continuant avec le foie qui est gros. Cette tuméfaction est légèrement douloureuse à la pression. Frottements de périhépatite. Ponction exploratrice suivie d'une incision suivant la méthode de Stromeyer-Little, donnant issue à un demi-litre de pus épais, jaune, crémeux. Guérison.

Le pus ensemencé sur de l'agar-agar, de la gélatine, du bouillon et sur pomme de terre, donne quelques colonies nettes de staphylocoques blancs. Il n'était cependant pas virulent pour les animaux de laboratoire.

CH.

Observation XV. (Résumée.) — *Pyophlébite suppurée avec abcès du foie consécutifs.* (Le Maguet. Soc. anatomique, juillet 1896, p. 616.)

X..., 26 ans. Malade depuis six mois, douleur aiguë dans la région hépatique irradiant dans tout l'abdomen. Signes d'infection. Foie légèrement tuméfié. Température élevée avec grandes oscillations, 2 frissons par jour (41°, 41°,02).

Le malade mourut dans l'adynamie un mois après son entrée.

Autopsie. — *Foie.* — Sur la veine porte, endophlébite suppurative ; le canal veineux est rempli de pus. A l'extrémité droite de la face convexe du foie on trouve une tache verdâtre avec plusieurs petites saillies et sans périhépatite ; une coupe passant à ce niveau montre l'existence d'abcès aréolaires ovoïdes, dont la paroi est formée par du tissu hépatique et qui renferment du pus gommeux, mal lié. Plus profondément on trouve d'autres abcès où le pus n'est pas encore collecté. Pas d'ulcération du tube digestif.

Microbiologie. — L'examen microscopique du pus après colorations au violet de gentiane a décelé la présence du bacterium coli commune à l'état de pureté. Après ensemencement du pus, ce même bacille a été retrouvé toujours à l'état de pureté et en très petit nombre. L'auteur pense que peut-être la cause de cette pyophlébite et abcès du foie résiderait dans une simple érosion de la muqueuse gastrique chez un alcoolique (?).

Nous arrêterons ici la liste des observations, non pas qu'il n'en existe d'autres ; mais nous avons tenu à présenter les plus intéressantes, celles qui nous montrent bien le rôle du microbisme intestinal dans les infections hépatiques en même temps que l'extrême variabilité, et des symptômes et des lésions anatomiques qu'elle peut produire. Nous renvoyons pour une étude plus complète aux auteurs que nous avons indiqués dans le premier chapitre (voir page 9) ; nous rappellerons seulement comme une confirmation du retentissement du microbisme intestinal sur le foie le rôle qu'une partie du tube digestif, l'appendice, peut jouer dans les infections hépatiques.

On connaît comment M. le professeur Dieulafoy a magistralement traité cette question « du foie appendiculaire ».

M. Achard dans un article paru dans les *Bulletins de la Société médicale des hôpitaux* du 16 novembre 1894, après avoir rapporté un cas d'abcès du foie, suite d'une appendicite, donna un certain nombre de renseignements sur cette question, renseignements que nous tenons à reproduire ici, car ils résument toute cette question de l'infection hépatique et intestinale.

M. Achard rappelle que M. Chauffard (1) donna le premier l'étude de ces abcès aréolaires (c'était le cas du malade d'Achard), et leur assigna une origine biliaire. Puis sont venues les recherches d'Achalme (2) et de Claisse (3), qui dans deux cas de semblables abcès en ont trouvé le point de départ dans les veines sus-hépatiques, si bien que Aubert (4) dans sa thèse était tenté de généraliser cette pathogénie. Or M. Achard a publié avec M. Phulpin un fait qui confirme l'opinion primitive de M. Chauffard.

On en pourrait conclure que ces abcès sont dus soit à une inflammation des voies biliaires, soit des veines sus-hépatiques. Mais le système porte peut aussi donner naissance à des abcès aréolaires, comme le prouve l'observation ci-dessus.

(1) *Archives de Physiologie*, 1883, p. 263.
(2) Abcès aréolaires du foie. *Bull. Soc. anat.*, 12 décembre 1890, p. 527.
(3) *Bull. Soc. anat.*, 9 janvier 1891, p. 18, et 22 mai, p. 308.
(4) Thèse de Paris, juillet 1891.

D'ailleurs cette même origine est encore attestée par le fait de Jorand (1) de Rheinhold, de Ashby.

D'ordinaire les abcès sont multiples ; rarement il est unique [cas de Ashby, Léonard. *Bull. Soc. anat.*, 23 juillet 1886) ; Shoemaker (2)].

Quelquefois, outre un foyer volumineux il en existe de petits en plus ou moins grand nombre [cas de Payne, Legg (3), De Gennes (4)].

« Il est des cas où l'infection peut laisser des traces moins manifestes ; il est permis alors de se demander si dans le foie cette infection ne pourrait se traduire dans certains cas moins graves et moins rapidement mortels par des phénomènes moins bruyants qu'un processus pyogène, par de simples pyophlébites capillaires, par l'évolution sourde et progressive d'un processus scléreux. C'est une hypothèse qui mériterait d'être examinée dans l'avenir. Elle paraît légitime si l'on considère les données nouvelles que la notion des infections a introduites dans la pathogénie des cirrhoses. » Nous tenons à ce propos à bien faire remarquer encore quel intérêt se tire de l'observation V où l'on voit comment l'entérocoque a pu donner lieu à un complexus morbide simulant la cirrhose hypertrophique.

Nous devons maintenant, pour compléter cette étude de la bactériologie des abcès du foie, parler d'une question qui a soulevé de nombreuses controverses : la stérilité du pus hépatique. Nous le ferons rapidement.

(1) JORAND. *Appendicite perforante avec abcès du foie consécutif.*
(2) *Med. News*, april 15, 1893.
(3) *St-Bartholomew's Hospital Reports*, 1855, p. 85, vol. XV.
(4) Pérityphlébite gangréneuse. *Bull. Soc. anat.*, mars 1883, p. 168.

Le travail de Longuet dans la *Presse médicale* du 16 mars 1895 contient, du reste, toutes les indications à ce sujet.

Ce fut Kartulis qui indiqua le premier l'absence d'amibes dans les abcès du foie; mais avant, en 1881, Bokaï (1) avait déjà recherché vainement des espèces microbiennes dans le foie. En 1885, Talamon (2) ne fut pas plus heureux et Kartulis (3) opérant sur 2 séries trouva une fois 4 sur 9; une autre, 3 sur 13 abcès amicrobiens.

Laveran (4) en 1890 et Netter dans la même séance relatèrent des cas d'absence de microbes dans les abcès du foie.

Citons encore les communications de Peyrot et Veillon (*Société de chirurgie*, séance du 7 janvier 1890). Le mémoire d'Arnaud et d'Astros (5).

En 1892, Arnaud et Doyen firent 6 examens de pus, dont l'un fut stérile. Tuffier dans les *Bulletins de la Société de chirurgie* (XVIII, p. 569) cita 6 cas.

En 1893, Laveran (6) rapporte 2 cas d'abcès à marche lente. complètement stérile, et dans la même séance Hanot cite un cas personnel analogue.

Le travail de Zancarol dans la *Revue de chirurgie* (1893) tient une place importante dans la question, et enfin les cas de Hanot et André Petit (7). En résumé, Longuet arrive à un total de 38 cas d'abcès du foie à pus stérile.

Plus récemment, en 1895, Widal et Griffon firent à la

(1) BOKAÏ. *Pester med. chirurg.*, 1881.
(2) TALAMON. Thèse de CARAVANAS. Paris, 1885.
(3) KARTULIS. *Arch. für pathol. anat. med. Physiologie*, t. CXVIII.
(4) LAVERAN. *Soc. méd. hôp.*, séance du 25 juillet 1890.
(5) *Congrès de Marseille*, 1891; *Mercredi médical*, 1891, p. 489; *Revue de médecine*, 1892, avril.
(6) *Soc. méd. des hôpitaux*, 1er décembre 1893.
(7) *Soc. méd. hôpitaux*, 12 janvier 1894.

Société anatomique une communication sur un nouveau cas d'abcès amicrobien.

Plusieurs hypothèses ont été mises en avant pour expliquer cette stérilité du pus.

1° On pensa que les microbes étaient tués par la bile. Les travaux de Charrin, Roger, Vignal, Copeman et Winston, Dupré, Létienne, ont fait justice de cette opinion. Rappelons également l'expérience faite par Arnaud et d'Astros et rapportée dans notre observation XI ; ces auteurs ayant cultivé des diplocoques dans du bouillon additionné de bile fraîche.

2° On avait affaire à des germes qui ne sont pas cultivables par nos méthodes habituelles.

Cette objection, qui paraît plus vraisemblable que la première, est cependant aussi discutable. Que penser d'un microbe que l'on ne peut ni cultiver ni colorer ?

3° M. Chauffard émit l'hypothèse que « la cellule hépatique par une action chimique encore inconnue fait disparaître les bactéries pathogènes ». Or bien des cas existent ailleurs que dans le foie où la même stérilité a été destructive, dans le périoste (cas de M. Quénu) et surtout dans les collections purulentes des trompes (9 cas sur 18 d'après les recherches de Longuet) la même stérilité se retrouve.

4° Enfin reste une dernière théorie qui satisfait mieux l'esprit, c'est celle de la stérilité tardive secondaire, les bactéries disparaissent avec le temps. Cependant on a cité des cas d'hépatite à marche rapide où le pus fut trouvé microbien. Le cas de Petit (*Soc. méd. hôpit.*, 1895) est bien net à cet égard, de même que le cas d'Arnaud et d'Astros rapporté dans notre observation X. Mais souvent, il est vrai, le début de l'affection, étant donné le peu d'intensité des symptômes, est difficile à fixer exactement. Nous tenons à présenter à l'appui de cette dernière hypothèse, qui nous paraît la plus vraisemblable, les résultats de l'examen bactériologique de notre cas personnel (obs. III).

Il existait, en effet, dans le foie, deux sortes d'abcès, les uns à pus épais, plus volumineux, les autres petits à pus bien lié. Dans les premiers, plus anciens en date, on retrouva difficilement des diplocoques mal auréolés, tandis que dans les seconds les microbes étaient nombreux, bien nets, disposés en amas.

Quoi qu'il en soit, la conclusion à tirer de ces faits est l'origine primitivement microbienne certaine de ces collections hépatiques, et il faut se rappeler, comme l'ont montré MM. Laveran et Netter, que stérilité ne veut pas dire innocuité, ce qui, au point de vue du traitement, a son importance.

CHAPITRE V

Étiologie. — Pathogénie.

Nous devons maintenant présenter, pour terminer, rapidement le tableau clinique de ces infections hépatiques.

Au point de vue étiologique, en dehors de la dysenterie, on a dit que le traumatisme seul pourrait déterminer de la suppuration dans la glande hépatique. Outre que le fait est rare, il est probable que le traumatisme agit seulement en préparant aux germes pyogènes un « locus minoris resistentiæ ». On a vu des corps étrangers (lombrics) produire des abcès du foie (Washon, Washdale, Richards).

Mais la cause la plus fréquente siège dans les ulcérations du tube digestif. Elles peuvent se trouver sur l'estomac (Andral, Louis, Murchison) (1); ou bien être des ulcérations de typhlite et d'appendicite (Netter (2), Bernard, Betelheim (3), Achard (4), Berthelin) (5); ou des ulcérations intestinales de la fièvre typhoïde (Bokaï, Sidlo, Faurayter, Leudet,

(1) *Transact. of the pathol. Society London*, 1867, p. 245.
(2) *Soc. clinique,* 1882.
(3) *Deutsche Archiv. für klinische Medicin*, 1889.
(4) *Soc. méd. Hôp.* Loco citato.
(5) Thèse Paris, 1895.

Delaire, Sorel). Ce sont là les causes les plus ordinaires, mais de toutes, celle qui les prime, c'est la dysenterie : qu'il s'agisse de la dysenterie des pays chauds, qu'il s'agisse surtout de cette dysenterie de nos climats à manifestations si variées, pouvant aller d'une simple entérite muco-membraneuse, aux formes dysentériques rappelant le choléra nostras (Gailliard et Monod. *Loc. cit.*).

Toutes les formes se rencontrent, et souvent comme microbe déterminant on retrouvera l'entérocoque.

Deux ordres de faits se remarquent ici : soit qu'il existe au niveau de l'intestin des ulcérations capables de livrer passage aux germes morbides, soit que le microbe franchisse la barrière intestinale, se répande dans la circulation sanguine et donne lieu à une véritable « pyémie d'origine interne ».

Trois chemins, en effet, sont ouverts aux germes: la voie lymphatique, les vaisseaux sanguins, la voie canaliculaire.

La première et la dernière sont moins intéressantes pour notre cas que la seconde. Si le germe pénètre par la voie sanguine, il est apporté par les artères ou les veines. C'est par les artères que se propagent sans doute le plus souvent à la glande, les grandes infections générales, les septico-pyémies, d'où les abcès dits métastatiques.

L'infection par la voie veineuse offre deux cas à considérer, suivant qu'il s'agit des veines sus-hépatiques ou de la veine porte.

Les veines sus-hépatiques, dans lesquelles les microbes se sont engagés par voie rétrograde, sont quelquefois le point de départ de certains abcès (abcès métastatiques, abcès aréolaires) ; quant à la veine porte, elle est la voie de propagation au foie des infections parties de l'estomac et de l'intestin, notamment dans les cas de lésions cæcales et appendiculaires. Les abcès hépatiques ainsi formés sont tantôt multiples et analogues aux abcès métastatiques (mais limités au foie), tantôt solitaires, volumineux, constituant de grands abcès du foie (1). Nous avons vu que ces abcès, considérés comme la seule propriété des abcès dysentériques des pays chauds, peuvent se retrouver dans les hépatites nostras.

Ceci posé, étant donnée la migration d'un germe pathogène dans la glande hépatique, quels seront les symptômes observés ?

De l'étude des cas que nous avons exposés, il résulte que les abcès du foie, dans nos climats, se présentent avec un ensemble symptomatique qui rend le diagnostic très difficile, sinon impossible.

Autant s'impose en quelque sorte le diagnostic lorsqu'il s'agit d'un malade ayant séjourné dans les climats chauds, y ayant contracté une dysenterie, autant le diagnostic devient épineux lorsqu'on a affaire à un malade n'ayant jamais quitté nos climats, n'ayant pas présenté de symptômes de dysenterie, ou si atténués qu'ils ont pu passer inaperçus.

L'étiologie elle-même ne peut donc nous venir en aide. Les symptômes physiques et fonctionnels le permettent dans une certaine mesure, et cependant là encore il nous faut faire des restrictions.

Si nous ouvrons les livres où ont été traitées ces questions de pathologie hépatique, nous voyons, lorsqu'il s'agit d'abcès tropicaux, que les symptômes sont généralement très nets. C'est le « point de côté hépatique » à début brusque, à loca-

(1) CHARCOT-DEBOVE. *Manuel de Médecine.*

lisation précise, augmentant par la pression. La *sécheresse de la langue* à laquelle Anneslay attachait une grande importance, l'aggravation de l'état général, la teinte subictérique des téguments, la décoloration des fèces, la fièvre surtout (fièvre bilio-septique de Chauffard, fièvre intermittente symptomatique de Charcot) avec ses exacerbations quotidiennes et vespérales.

Le foie en même temps augmente de volume. Parfois on entend un bruit de frottement dû à la périhépatite (1), et pour Hassler et Boisson à l'œdème intrahépatique.

Tous ces signes attirent d'autant plus l'attention qu'il s'agit, nous le répétons, de dysentériques et que le foie de ces malades est toujours surveillé, d'autant plus que les médecins des pays chauds ont l'esprit éveillé sur ces complications qu'ils ont si souvent l'occasion d'observer.

En est-il de même pour les hépatites nostras? Certes il est des cas où le complexus morbide se présente absolument comme dans les abcès tropicaux, mais généralement il n'en est pas de même. C'est surtout dans la forme d'hépatite suppurée à abcès multiples, décrite par F. Arnaud (2), que ce tableau se réalisera. Mais en général les symptômes et les troubles fonctionnels sont moins accusés que dans les abcès tropicaux.

Et d'abord, la notion de dysenterie nostras manque souvent (voir observations III, IV, VI et suivantes). Nous ne saurions trop le répéter, souvent il n'y a que des manifestations insignifiantes du côté du tube digestif et cependant la virulence microbienne est réveillée et peut se localiser sur le foie. C'est

<hr>

(1) BERTRAND (de Toulon). *Acad. de médecine*, 4 mars 1890.
(2) *Marseille médical*, 1er déc. 1895, obs. 1.

surtout le cas des microbes saprophytes de l'intestin comme l'entérocoque.

Les signes physiques et fonctionnels eux-mêmes sont atténués.

La douleur existe dans la plupart des cas, mais son siège est variable : dans deux de nos observations, sa localisation au niveau du creux épigastrique (abcès du lobe gauche, obs. II et III), était anormale, le foie était augmenté de volume, il est vrai, douloureux à la pression, mais on ne pouvait déceler ni fluctuation, ni rénitence ; la fièvre, à aucun moment, ne revêtit le caractère de fièvre bilio-septique, la température oscilla autour de 38°.

Il était donc bien difficile de conclure à une lésion du foie, car l'ictère manquait en outre et les fèces n'étaient pas décolorées.

Cependant l'augmentation de volume du foie et la douleur attiraient l'attention du côté de ce viscère et un moyen certain, celui-là, permit de trancher la question, nous voulons parler de la ponction exploratrice, moyen d'une simplicité sans égale et d'une innocuité à peu près complète. En effet, si on a noté des accidents, surtout dans la ponction des kystes hydatiques et même un cas de mort (1), elle a été faite un nombre incalculable de fois sans aucun accident. On peut se servir d'une seringue de Pravaz ou d'un trocart, la ponction sera faite au point le plus saillant.

C'est ainsi que dans nos observations personnelles (obs. I, II, III) nous pûmes arriver à la certitude de l'existence d'une collection hépatique et lorsque, comme c'était le cas, la

(1) CHAUFFARD. *Sem. méd.*, 1896, p. 265.

ponction ramène du pus, on comprend de quelle importance
est l'examen de ce dernier. Arnaud et d'Astros (1) ont insisté
sur ce point. « La recherche des microbes dans les abcès du
foie, disent-ils, nous paraît devoir acquérir une importance
majeure.

« Elle est appelée dans le diagnostic des suppurations hépatiques à fournir des renseignements importants dans la détermination de l'espèce.

« Il est une catégorie de faits bien nets, les angiocholites
suppurées, où la présence du bacterium coli paraît habituelle..... »

« Mais il est d'autres formes de suppuration hépatique qui
peuvent se rapprocher par leurs symptômes des abcès dysentériques. Atténuée ou passée inaperçue, la dysenterie n'est
pas toujours mise en évidence. » Dans ces cas la ponction
lève tous les doutes et permet un examen bactériologique.

Par ce moyen, on évitera les erreurs de diagnostic qui ont
été signalées, nous ne les passerons pas en revue, renvoyant
pour cette étude aux thèses de Gremillon (2), Bichon (3),
Debergue (4), Leblond (5) où l'on trouvera une foule d'exem-
ples de ces cas d'abcès du foie pris pour toutes les affections
abdominales.

Rappelons que le diagnostic le plus délicat est avec le kyste
hydatique suppuré qui n'est en définitive, en ce moment de
son évolution, qu'un abcès du foie.

Ces difficultés de diagnostic, surtout dans les hépatites

(1) ARNAUD et D'ASTROS. *Revue de médecine,* 1892, p. 311.
(2) Thèse de Paris, 1899.
(3) Thèse Montpellier, 1890.
(4) Thèse Montpellier, 1899.
(5) Thèse Paris, 1893.

nostras, assombrissent encore le pronostic des abcès du foie. C'est une affection grave, susceptible de guérir si elle est prise à temps et traitée chirurgicalement, presque toujours mortelle, si elle est abandonnée à elle-même ou trop tardivement reconnue.

C'est ce qui malheureusement est arrivé pour nos malades, les symptômes étaient si vagues, on est si peu habitué à rencontrer dans nos hôpitaux parisiens de ces suppurations hépatiques, que nous ne pouvions penser avoir affaire à un de ces cas.

C'est ce qui nous a engagé à entreprendre ce travail, où nous avons cherché à mettre en évidence deux faits :

1° Les abcès du foie (dus ou non à la dysenterie) ne sont pas si rares dans nos climats qu'on le pensait autrefois ;

2° Des nombreux microbes qui par l'exaltation de leur virulence peuvent donner lieu à des suppurations hépatiques, l'entérocoque, hôte normal de l'intestin, est souvent susceptible d'être incriminé.

Il nous semble donc qu'il y a lieu actuellement en clinique de songer à la possibilité d'hépatites nostras car, comme l'a dit Patrick Manson, « bien souvent le secret d'un heureux diagnostic est de suspecter la maladie ».

Le traitement réside dans ce précepte : « Ubi pus, ibi evacua », vrai ici comme ailleurs.

L'incision peut se faire de deux façons :

1° Par le procédé de Little ou procédé rapide en un seul temps ;

2° Par une incision prudente, couche par couche, avec fixation du foie à la paroi.

A ce moment on peut soit ouvrir immédiatement la collection, soit la vider par ponction aspiratrice avant l'ouverture
de la poche (1).

(1) Consulter LE DENTU, DELBET. *Traité de Chirurgie*. Art. J.-L. FAURE, p. 23.

CONCLUSIONS

I. — 1º M. Thiercelin a décrit un germe saprophyte qu'il a isolé de l'intestin et auquel il a donné le nom d' « entérocoque ».

2º Ce germe est susceptible de devenir pathogène et de donner naissance à un certain nombre d'affections du tube digestif et de ses annexes.

3º Le microbe se présente sous les formes les plus variables : si, le plus souvent, il revêt la forme diplococcique, il peut également présenter un polymorphisme des plus remarquables et se montrer sous la forme de diplo-streptocoque, diplo-bacillaire, strepto-bacillaire, etc.

4º Ses caractères morphologiques et ses propriétés biologiques lui donnent une place intermédiaire entre le pneumocoque et le streptocoque qu'il semble réunir.

On peut, en effet, trouver toutes les formes intermédiaires entre le streptocoque et l'entérocoque, d'une part ; entre le pneumocoque et l'entérocoque, d'autre part.

5º *Caractères différentiels*. — Il peut être différencié du streptocoque de Fehleisen par :

a) Sa morphologie.

Dans l'organisme il se présente sous la forme d un diplocoque lancéolé, parfois auréolé, ou d'un diplo-streptocoque. Dans les cultures on a une disposition par paire des élé-

<table><tr><td>Cн.</td><td>6</td></tr></table>

ments et surtout un *polymorphisme* sur lequel nous ne saurions trop insister ;

b) Par sa longévité et sa grande vitalité (repiquage au bout de plusieurs mois, résistance aux agents physiques) ;

c) Par sa virulence pour la souris.

On peut le différencier du pneumocoque de Talamon :

a) Par son polymorphisme ;

b) Par sa culture possible à la température de la chambre et l'aspect streptococcique que prennent les cultures ;

c) Par sa longévité.

6° Il s'agit donc bien là d'un type microbien distinct intermédiaire entre le pneumocoque et le streptocoque.

II. — 7° Dans la pathologie hépatique, ce diplocoque a été déjà rencontré dans la cirrhose hypertrophique, dans l'ictère infectieux spléno-mégalique de M. Hayem par Thiercelin, et récemment dans un cas de cirrhose hypertrophique avec abcès par Lereboullet (obs. V). Enfin, nous-même, l'avons rencontré, à l'état de pureté, dans 3 cas d'abcès du foie, de véritables hépatites nostras (soit seul, soit associé au colibacille), et dans 1 cas de kyste hydatique suppuré (obs. I, II, III, IV).

8° La présence de l'entérocoque à l'état de pureté ; sa virulence constatée, sa présence dans le sang et l'urine de nos malades nous montrent que ces lésions étaient bien dues à ce germe auquel nous faisons jouer le rôle prépondérant dans ces hépatites.

9° L'origine intestinale de l'infection due à ce germe nous semble prouvée par les antécédents d'entérite que nos malades ont présentés au début de ces affections, en sorte que nous avons eu affaire à de véritables « foies intestinaux », dénomination que nous adoptons par analogie avec le « foie appendiculaire » décrit par M. le professeur Dieulafoy.

10° Il s'agissait là de véritables hépatites nostras et nous en avons relaté un certain nombre d'autres cas où les germes constatés par les auteurs étaient soit un streptocoque, soit même des diplocoques que nous serions tenté d'assimiler au germe que nous avons décrit.

11° La stérilité dans le pus des abcès du foie nous semble devoir être une stérilité secondaire par disparition plus ou moins rapide des germes. Nous trouvons la confirmation de cette hypothèse dans notre observation III.

12° La symptomatologie de ces hépatites nostras est encore bien obscure et il n'existe pas de signe pathognomonique qui permette de les diagnostiquer.

La notion d'une infection intestinale antérieure, la saillie et la douleur souvent marquée au creux épigastrique, la réaction fébrile peu intense, sont des signes incertains ; la ponction exploratrice permet, si on tombe dans le foyer, d'affirmer le diagnostic.

13° Il y a lieu de penser en clinique actuellement à l'existence de ces hépatites, plus fréquentes qu'on ne le pensait dans nos climats et de les traiter comme toute collection purulente par l'incision chirurgicale.

INDEX BIBLIOGRAPHIQUE

Achard. — Appendicite et abcès du foie. *Bulletins Soc. méd. des hôpitaux*, 16 novembre 1894.

André Petit. — Abcès du foie à marche rapide et à pus stérile. *Bull. Soc. méd. hôpitaux*, 12 janvier 1894, p. 12.

Arnaud. — *Marseille médical*, 1887, p. 156, 193, 271, 343 ; *Marseille médical*, 1er octobre 1895.

Arnaud et d'Astros. — Congrès de Marseille 1891 (Voir *Marseille médical*, 1891). 3 cas d'hépatite nostras. *Revue de médecine*, 1892, p. 300 et 311.

Babès et Zigura. — Entéro-hépatite observée en Roumanie. *Arch. méd. expérimentale*, 1894, p. 862.

Bergès. — *Étude sur les abcès du foie consécutifs à la dysenterie des régions tempérées.* Thèse Paris, 1876.

Bernard. — Thèse Montpellier, 1879.

Berthelin. — *Complications hépatiques de l'appendicite.* Thèse Paris, 1895.

Bichon. — Thèse Montpellier, 1890.

Chauffard. — Étude sur les abcès aréolaires du foie. *Arch. physiologie*, 1883, p. 263.

Chauffard et Vidal. — Recherches sur les processus infectieux et dialytiques, dans les kystes hydatiques du foie. *Bull. de la Soc. méd. des hôpitaux*, 17 août 1891, et *idem*, p. 171.

Claisse. — Abcès du foie non dysentérique. *Bull. Soc. anatomique*, 1891, p. 309.

Cotta. — *Contribution à l'étude des abcès du foie à pus stérile.* Thèse Paris, 1895.

Debergue. — Thèse Montpellier, 1889.

Debray. — *De l'absence de microbes dans les abcès du foie* (40 observations). Thèse Paris, 1895.

De Gennes et Kirmisson. — *Arch. générales de médecine*, 1886, t. II, p. 88.

Dubain. — *Essai sur l'hépatite suppurée de nos climats.* Thèse Paris, 1876.

Dupré. — *Les infections biliaires.* Thèse Paris, 1891.

Faure (J.-L.). — *Traité de chirurgie.* LE DENTU-DELBET, p. 208 et suivantes.

Fraenkel. — *Deutsche medicin. Woch.*, 1891, p. 1371.

Galliard. — Kyste du foie infecté par le pneumocoque. *Bull. Soc. méd. des hôpitaux*, 19 août 1895.

Galliard et **René Monod.** — Choléra nostras à entérocoque. *Bull. Soc. méd. hôpitaux*, 6 août 1900.

Gangolphe. — Abcès du foie consécutif à la dysenterie nostras. *Lyon médical*, 12 juillet 1895.

Gremillon. — Thèse Paris, 1889.

Hanot. — Abcès hépatique, péri-pneumonie, pleurésie purulente. *Bull. Soc. méd. Hôpitaux*, 27, 28 décembre 1894.

Hassler et **Boisson.** — Les abcès dysentériques du foie. *Revue de médecine*, 1896, p. 790.

Hayem. — Sur une variété d'ictère chronique. *Presse médicale*, 9 mars 1898.

Iselin. — Infection hépatique compliquant l'appendicite. *Bull. Soc. Anat.*, 1897, p. 206.

Kartulis. — *Centralblatt für Bact. und Parasit.*, II, n° 25, 1887. *Arch. f. Pathol. Anat. und. Physiol.*, CXVIII, 1889, p. 1.

Kelsch et **Kiener.** — *Maladies des pays chauds.*

Koerte. — *Soc. méd. Berlin*, 6 juillet 1892 (Appendicite et abcès du foie).

Laveran. — Abcès du foie à pus stérile. *Bull. Soc. méd. Hôpitaux*, 1er décembre 1893 (Index bibliograghique).

Leblond. — *Diagnostic et traitement des abcès du foie.* Thèse Paris, 1893.

Le Maguet. — Pyléphlébite suppurée et abcès du foie. *Bull. Soc. Anat.*, 1896, p. 616.

Lévy. — Abcès gangréneux du foie et de la rate. *Bull. Soc. Anat.*, 1896, p. 347.

Longuet. — La stérilité dans le pus des abcès du foie. *Presse médicale*, 1895, p. 99.

Lyon. — Abcès aréolaires du foie. *Bull. Soc. Anat.*, déc. 1893, p. 710.

Maurel. — *Étude sur les abcès du foie.* Thèse Paris, 1880.

Oettinger. — Abcès aréolaires du foie. *Bull. Soc. méd. des Hôpitaux*, 1894, p. 958.

Peyrot et **Roger.** — *Revue chirurgic.*, 1897, p. 89 (Index bibliogr.).

Picqué et **Massé.** — *Gaz. hebdomadaire*, 1897, p. 90.

Pilliet et **Gosset.** — Appendicite et abcès aréolaires du foie. *Bull. Soc. Anat.*, 1895, p. 641.

Rabé. — Deux cas d'abcès aréolaires du foie. *Bull. Soc. Anat.*, 1897, p. 468.

Raffi. — *De la pathogénie clinique de la suppuration des kystes hydatiques du foie.* Thèse Paris, 1891.

Rendu. — Art. Foie du *Dict. encyclopédique* (Bibliographie).

Rheinhold. — Fälle um Leber Abcès noch veraltener voltig latent, verlaufener Perityphlitis. *Münch. med. Wochenschrift*, 23-30 Aug. 1887, F. II, p. 649 à 677.

Ricard. — Abcès du foie à staphylocoque. *Académie de médecine*, 16 oct. 1894.

Rosenthal. — *Les broncho-pneumonies.* Thèse Paris, 1900.

Shoemaker. — *Transact. Coll. of Philadelphie*, t. XV, 1893, p. 82, 88.

Souques. — Abcès du foie, à la suite typhlite ulcéreuse. *Bull. Soc. Anat.*, 1889.

Tavel et Krunbeim. — *Annales suisses des sciences médicales*, 1894-1895.

Thiercelin. — Sur un diplocoque saprophyte de l'intestin susceptible de devenir pathogène. *Société de Biologie*, 15 avril 1899.

— Morphologie et modes de reproductions de l'entérocoque. *Société de Biologie*, 24 juin 1899.

— Du diplocoque intestinal ou entérocoque; son rôle dans la pathogénie de certaines affections digestives. *Bull. de la Société de Pédiatrie,* nov. 1899.

Veillon et Jayle. — *Soc. de Biologie,* janvier 1891.

Zancarol. — *Traitement chirurgical des abcès du foie des pays chauds,* Paris, 1893, p. 40.

— Pathogénie des abcès du foie. *Revue de Chirurgie,* 1893, n° 8, p. 671.

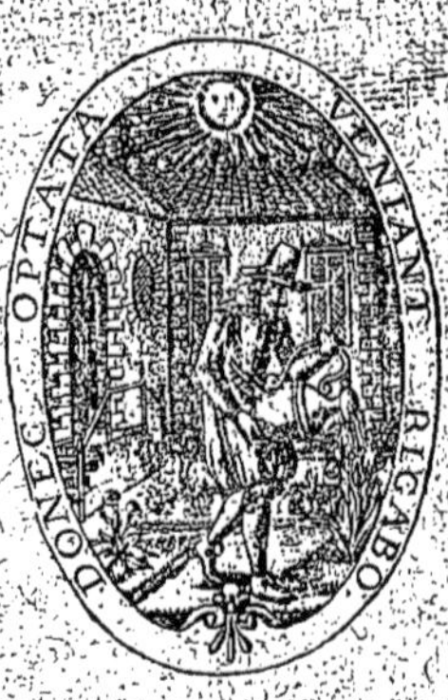